Ayber Acar

Türkiye'de Okulöncesi Dönem Çocukları Bölgesel Malnutrisyon Prevalansı

Ayber Acar

Türkiye'de Okulöncesi Dönem Çocukları Bölgesel Malnutrisyon Prevalansı

Bölgede seçilen sağlık kuruluşlarında hekimlerin Malnutrisyon tanısı ile hasta kabul davranışı ve ICD kodları

Türkiye Alim Kitapları

Impressum / Künye
Bibliografische Information der Deutschen Nationalbibliothek: Die Deutsche Nationalbibliothek verzeichnet diese Publikation in der Deutschen Nationalbibliografie; detaillierte bibliografische Daten sind im Internet über http://dnb.d-nb.de abrufbar.

Deutsche Nationalbibliothek tarafından yayınlanan bibliyografik bilgiler: Deutsche Nationalbibliothek, bu yayını Deutsche Nationalbibliografie'de listeler; detaylı bibliyografik bilgi İnternet'te http://dnb.d-nb.de sitesinde mevcuttur.

Coverbild / Kitap kapağı resmi: www.ingimage.com

Verlag / Yayıncı:
Türkiye Alim Kitapları
ist ein Imprint der / yayınevinin bir ticari markasıdır
OmniScriptum GmbH & Co. KG
Bahnhofstraße 28, 66111 Saarbrücken, Deutschland / Almanya
Email / E-posta: info@omniscriptum.com

Herstellung: siehe letzte Seite /
Basım yeri: son sayfaya bakın
ISBN: 978-3-639-81450-7

Zugl. / Approved by: Konya, Necmettin Erbakan Üniversitesi, 2012

İçindekiler **Sayfa No**

ÖNSÖZ ve TEŞEKKÜR

Yaşamın en temel gereksinimi olan beslenme, doğru beslenme alışkanlıklarının kazanımı ile desteklenmedikçe, doku yapımı ve onarımı, hastalıklardan korunma ve hastalıkların iyileşmesinin hızlandırılması gibi beklenen işlevleri gerçekleştiremez. Kişinin bağışıklık sisteminin güçlenememesine, fiziksel olarak kendini güçsüz hissetmesine neden olur.

Çocukluk insan hayatında önemli çağdır. Bu çağda beslenme alışkanlıkları kazanılır. Çocuk ilk duygusal bağlarını kendini besleyenle kurar. Bu bağlamda beslenme çocuğun istek ve ihtiyaçlarına göre mi, yoksa annenin ya da çevrenin ihtiyaç ve beklentilerine göre mi olacaktır? Soruları önemli yer tutar. Fakat ailenin ve çevrenin yanlış yönlendirmeleri beraberinde yanlış beslenmeyi ortaya çıkarır. Özellikle ailelerin ödüllendirmelerde şeker, çikolata gibi besin maddelerini çocuklara sunmaları çocukların farklı beslenme alışkanlığı kazanmasında önemli etkenlerdendir. Bununla birlikte ailelerin çocuk beslenmesi ve besinler hakkındaki batıl inançları ve çevredeki çocuklarla karşılaştırmalar yapmaları, çocuğa yemek yemede aceleci davranmaları ya da çocuğu oyalamaları, çocuğun her istediğini yapmaları, zorlama ve korkutma gibi davranışlar yemek yeme alışkanlığının değişmesine neden olabilir.

Eserin hazırlanmasında büyük desteğini gördüğüm ve araştırmalarımda yanımda olan eşim ile biricik kızım Buse Nisa'ya ve araştırmalarımın yapıldığı kurumlarda çalışan doktor ve diğer yardımcı sağlık çalışanlarına teşekkür eder, saygı ve şükranlarımı sunar.

Ayber ACAR

ESER İÇİNDE KULLANILAN KISALTMALAR

Ana Çocuk Sağlığı ve Aile Planlaması Eğitim Merkezi............AÇSAP
Aile Ortamı Ölçeği...AOÖ
Devlet İstatistik Enstitüsü...DİE
Gayri Safi Milli Hasıla...GSMH
Insulin-like Growth Factor..IGF
Protein Enerji Malnutrisyonu...PEM
Türkiye Nüfus Sağlık Araştırması....................................TNSA

TABLO VE ŞEKİLLERİN LİSTESİ

Tablo **Sayfa**

BÖLÜM I.

GİRİŞ

Beslenme; büyüme, yaşamın sürdürülmesi ve sağlığın korunması için besinlerin organizmaya alınıp kullanılmasıdır. Burada ise iştah ve doyma duygusu da önemli rol oynar. (Ünüsan, 2002). Çocuğun bedensel, duygusal gelişmesini ve sosyal davranışlarını doğrudan etkileyen en önemli faktörlerden biri de yaşına, cinsine ve aktivitesine uygun olarak yeterli ve dengeli beslenmesidir. Bu nedenle de enerji ve besin öğelerinin yeterli ve dengeli olarak sağlanması, çocukların sağlıklı olabilmeleri için önemlidir (Baysal,1993 - Garibağaoğlu, 992).

Çocukların sağlık kalitesinin artması için beslenme ile ilgili bilgi ve alışkanlıklar kazanmalıdırlar çünkü beslenme eğitimi ile risk faktörleri ortadan kalkmaktadır Ayrıca pişirme şekilleri, çiğ ya da çok pişmiş olması da beslenmeyi etkileyici faktörlerdendir (Ünüsan ve Şanlıer, 2007 – Baysal, 1997).

Beslenme, erişkinlerin de hastalıklarının etiyolojisi ve tedavisinde önem taşımakla beraber, çocukların yaşamlarında erişkinlere oranla daha değerli yer tutar. Pediatrik yaş grubunda yaşamsal önemi olan, büyüme ve gelişmeyi etkileyen en önemli faktörlerin başında gelir. Beslenmenin, büyüme ve gelişmenin çok hızlı olduğu bebeklik ve çocukluk çağında ayrı bir yeri vardır. Bu dönemde en uygun beslenmenin sağlanmaması, büyüme ve gelişmeyi yavaşlatır, durdurur. Bazı beslenme bozukluğu hastalıklarının oluşmasına neden olur ve enfeksiyon hastalıklarına karşı direnci düşürür. Beslenme konusundaki bütün ilerlemelere rağmen, dünyanın birçok bölgesinde ve özellikle gelişmekte olan bölgelerde çocuklarda ölüm nedenlerinin başında beslenmeye ait sorunlar kendini göstermektedir. Yapılan araştırmalar, yetersiz ve dengesiz beslenen toplumlarda çocuk mortalite oranının, yeterli ve dengeli beslenen toplumlara göre daha fazla olduğunu göstermektedir (Çelikoyar, 1988).

Malnutrisyon, gelişmekte olan ülkelerde her üç çocuktan birinin zihinsel ve bedensel gelişimini engellemektedir. Ayrıca, gelişmekte olan ülkelerde 5 yaş altındaki çocukların % 12'si akut , % 40'ı da kronik malnutrisyonludur. Sonuçta, her yıl 12 milyon olan 5 yaş altı çocuk ölümlerinin yaklaşık 6 milyonunun ölüm nedeni malnutrisyon olmaktadır. Bu hastalıkta tartı artmasında duraklama ilk bulgudur. Düzenli olarak izlenirse büyüme eğrisinde sapma görülür. Boya oranla tartıda belirgin bir düşüklük Protein Enerji Malnutrisyonu (PEM) için değerli bulgudur. Eğer bir çocuk genetik ve endokrin nedenlerle açıklanamayan boy kısalığı gösteriyorsa, kötü beslenmenin uzun süreli olduğu ve boy uzamasının en hızlı olduğu hayatın erken dönemlerinde kötü eslenmiş olması olasılığı vardır. Bundan başka eğer boya göre tartı eksikliği %10'un üzerinde ise, kötü beslenmiş olma olasılığı çok daha kuvvetlidir (Altınkaynak, 2002).

BÖLÜM II.

GENEL BİLGİLER KURAMSAL TEMELLER

Bu bölümde besinler ve beslenmeden, okul öncesi dönemdeki çocukların beslenme alışkanlıklarından, beslenme sisteminde yapılan hatalardan, ailelerin ve öğretmenlerin beslenmeye karşı olan yaklaşımlarına değinilmiştir. Ayrıca, yurtiçinde ve yurtdışında, okul öncesi eğitimde beslenme ile ilgili yapılmış çalışmalara yer verilmiştir.

Okul ortamı; yeterli ve dengeli beslenme alışkanlıkları kazandırarak, kısa ve uzun sürede ortaya çıkabilecek hastalıkların ortaya çıkmasının önlenmesi için gerekli bilgi, yetenek ve davranışların gelişmesinde önemli bir role sahiptir. Genel manada eğitimciler ilgili oldukları yaş gruplarının beslenme alışkanlıklarını daha yakından gözlemleme imkânlarına sahip oldukları için, onlara yeni beslenme alışkanlıklarına dair yeni beslenme modelleri uygulayabilirler (Ünüsan, 2006).

4-6 yaş çocuklarının günlük olarak sebze grubundan 2-3 porsiyon almaları yeterlidir.
Okulöncesi çocuğunun diyetinde bu grup besinlerin her gün bulunması gerekmektedir. (Baysal, 2000).

Canlılığın temeli, besinlerin alınması, sindirilmesi, hücrelere taşınması, solunumla alınan oksijen varlığında enerjiye dönüştürülmesi, küçük parçaların birleştirilerek yeni ve yıpranan hücrelerin yapılmasına dayanır. Bu olaylar, metabolizma olarak tanımlanır. Yağ, karbonhidrat ve proteinlerin, minerallerin ve vitaminlerin yardımıyla yakılıp enerji oluşması sürecine katabolizma, küçük parçaların yine vitaminler ve minerallerin yardımıyla birleşerek hücrelerin yapılmasına anabolizma denir. Herhangi bir besin öğesinin tek başına bir etkinliğinin olmadığı varsayılmaktadır. Bütün besin öğeleri birlikte alındığında, vücut normal büyüme ve gelişimini, sağlıklı ve güçlü çalışmasını sürdürebilir (Baysal, 2000).

Şanlıer ve Aytekin (2004), 0–3 yaş arası çocukların fiziksel gelişimlerini belirlemek amacıyla Ankara' da 679 çocuğu araştırma kapsamına almışlardır. Çocukların fiziksel gelişimlerine ait bilgiler incelendiğinde, çocukların % 67.3 ' ünün doğum boyu 50 ve daha az cm, % 35.6' sının doğum ağırlığı 3000 ve daha az g bulunmuştur. Bütün çocukların boy uzunlukları değerlendirilmiş ve 7-9 aylık çocukların % 28.2' si, 19-24 aylık çocukların % 22.2'si, 25-36 aylık çocukların % 29.0' u, 31-36 aylıkların % 34.5' i kısa boylu bulunurken; ağırlıklarına bakıldığında ise 0-3 aylık çocukların % 26.9' unun, 7-9 aylık çocukların %25.3' ünün, 25-36 aylık çocukların % 18.9' unun zayıf olduğu gözlenmiştir. Bebeklerin %24.4'ünün 0-3 ay, % 34.0' ünün 4-6 ay yalnızca anne sütüyle beslendiği ve % 8.0' ine ilk ayda ek besin verilirken, % 37.3' üne 2-4 ay içinde ek besin verildiği görülmüştür.

Foster ve ark. (2005), Bolivya'da 58 köyde 9 yaşın altında 199 erkek ve 210 kız çocuğun büyüme ve beslenme statüsünü incelemeye almışlardır. Amerika'lı çocuklarla karşılaştırılan Tsimane'li çocuklar her iki cinsiyette de oldukça kısa bulunmuştur. Yaşa göre boy oranları erkeklerde % 52.0 ve kızlarda % 43.0 olarak belirlenmiştir. Tsimaneli çocuklar USA referans verileri ile karşılaştırıldığında düşük kilolu bulunmuşlardır. Yaşa göre ağırlık değerleri Z skoruna göre erkek ve kızların ortalamaları NCHS standart sapma değerlerinin altında bulunmuştur. Erkekler ve kızların boya göre yaş ortalamaları anlamlı bulunmamıştır. Ancak Tsimane'li erkek ve kızların boya göre ağırlık ölçümleri ortalamaları USA medyan değerlerine yakın olarak belirlenmiştir. Stunting düzeyleri Tsimane'li çocuklarda oldukça yüksek (%47.0) bulunmuştur.

Kaya (1999), tarafından yapılan çalışmada "Ana-baba eğitimi destekli beslenme eğitiminin 3–6 yaş çocukların beslenme bilgisi ve davranışlara etkisi" araştırılmıştır. Kaya araştırmasında, deney ve kontrol grubu çocuklarında kendi başına yemek yeme davranışının eğitim öncesinde düşük düzeylerde olduğunu, eğitim sonunda ise her iki grupta da kendi başına yemek yeme alışkanlığının %90'ı geçtiğini bulmuştur. Eğitim öncesinde sevdiği yemekleri arkadaşları ile yeme durumunun ise, eğitim sonunda tamamen ortadan kaybolduğunu belirtmiştir. Eğitim öncesinde her iki grupta da çocukların çoğunluğunun günde üç öğün yemek yediği, eğitim sonrasında da her iki grupta artış olduğu belirlenmiştir. Deney grubu çocuklarda eğitim öncesi üç öğün yemek yiyenlerin oranı %52, kontrol grubunda %60; eğitim sonrasında ise üç öğün yemek yiyenlerin oranı deney grubunda %76, kontrol grubunda %84 olarak bulunmuş, ancak istatiksel bir fark ortaya çıkmamıştır.

Omurtay (1991), Gazi Üniversitesi Mediko Sosyal Merkezine başvuran 0-3 yaş grubu çocukların beslenmesinde annelerin uygulamalarını incelemek üzere 400 çocuk ve annelerini araştırmaya almıştır. Araştırma sonucunda; annelerin 9-11 aya kadar anne sütü vermek istedikleri, ek besinlere ise 3., 5. aylarda başladıkları ve ilk başlanan ek yiyeceğin ise meyve suyu olduğu belirlenmiştir.

Ünüsan (2008), yapılan çalışmalarda da beslenmenin temel maddelerinden olan sütlerin ultra ısıl işlenmiş (UHT) hallerinde hormon kalıntılarının oluşumları araştırılmıştır. Ayrıca market sütlerinde olabileceği gibi açık satışı yapılan sütlerde de süt sağımı yapılan hayvana verilen antibiyotikler de son kullanıcılara alerjik reaksiyonlar yapabilir. Bilinçli tüketiciler buna dikkat etmelidirler (Ünüsan, 2009).

Newman ve Taylor (1992), 4-7 yaş arası 86 çocukla yaptıkları araştırmada, çocuklar verilen atıştırmaları yerse, farklı bir atıştırmalık vereceklerini söylemişlerdir. Araştırmanın sonucunda, atıştırmaların engellendiğinde daha çekici bir hal aldığı gözlemlenmiştir.

Beslenmenin Tanımı, Önemi Ve İlkeleri

Beslenme, canlılarda büyüme, sağlık, üreme için gerekli besin maddelerinin alınmasıdır. Besinler, bedende gerçekleşen kimyasal tepkimeler için gerekli kimyasal enerjinin yanı sıra, bedene destek olan, hücrelerin oluşması ve yenilenmesi için gereken maddeleri de sağlarlar. Canlıların varlıklarını sürdürebilmeleri için çeşitli kimyasal bileşenler içeren besinler almaları gerekir.

Beslenme; büyüme, yaşamın sürdürülmesi ve sağlığın korunması için besinlerin organizmaya alınıp kullanılmasıdır. Bu nedenle de enerji ve besin öğelerinin yeterli ve dengeli olarak sağlanması, çocukların sağlıklı olabilmeleri için önemlidir (Garibağaoğlu, 1992).

Çocuğun bedensel, duygusal gelişmesini ve sosyal davranışlarını doğrudan etkileyen en önemli faktörlerden biri yaşına, cinsine ve aktivitesine uygun olarak yeterli ve dengeli beslenmesidir (Ünüsan, 2001).

Sağlıklı ve üretken olmanın göstergesi, bedenen, ruhen ve sosyal açıdan iyi gelişmiş bir beden yapısına sahip olmak ve bu yapının bozulmadan uzun süre var olmasıdır. Beslenme, erişkinlerin de hastalıklarının etiyolojisi ve tedavisinde önem taşımakla beraber, çocukların yaşamlarında erişkinlere oranla daha değerli yer tutar. Pediatrik yaş grubunda yaşamsal önemi olan, büyüme ve gelişmeyi etkileyen en önemli faktörlerin başında gelir. Beslenme konusundaki bütün ilerlemelere rağmen, dünyanın birçok bölgesinde ve özellikle gelişmekte olan bölgelerde çocuklarda ölüm nedenlerinin başında beslenmeye ait sorunlar kendini göstermektedir. Yapılan araştırmalar, yetersiz ve dengesiz beslenen toplumlarda çocuk mortalite oranının, yeterli ve dengeli beslenen toplumlara göre daha fazla olduğunu göstermektedir. Yetersiz ve dengesiz beslenme, sadece ölüm oranını değil, aynı zaman da büyüme ve gelişmeyi (fiziksel ve mental) etkilemektedir (Çelikoyar, 1988).

Beslenme bilinçli ve bilinçsiz olabilir. Bilinçsiz beslenmede; alışkanlıklar, gelenekler, besinlerin sağlanması ve iştah önemli rol oynar. Bilinçli beslenmede ise bu unsurların rolü devam ettiği halde, beslenme eğitimi ile bu unsurları kontrol altına alabilir, günün koşullarına en uygun ve en ekonomik şekilde yeterli ve dengeli beslenilebilir (Ünüsan, 2009).

Enerji ve besin öğelerinde olduğu gibi, çocuklar içinde önerilen sağlıklı beslenme biçimi de yaşa göre farklılıklar gösterir. Ailelerin bu değişimlere uyum göstermesi her zaman kolay olmayabilir. Bu durum, özellikle süt çocukluğu döneminden sonra bazı ailelerin önemli bir sorunu olarak ortaya çıkabilir (Berdanier, 2008).

Beslenme, büyüme ve gelişmeyi doğrudan etkiler. Çocukluk dönemindeki yetersiz ve dengesiz beslenme, enfeksiyon hastalıkları ile birleştiğinde gelişme geriliğine, bebek ve çocuk ölümlerinin artmasına neden olur. Büyüme-gelişme olayı, beslenme genetik yapı, cinsiyet, hormonlar, çevresel koşullar, sosyo-ekonomik durum, kültür ve gelenekler gibi çeşitli faktörlerin etkisi altındadır. Bu faktörlerden en önemlisi kuşkusuz beslenmedir Beslenmenin büyüme ve gelişmenin çok hızlı olduğu bebeklik ve çocukluk çağında ayrı bir yeri vardır. Bu dönemde en uygun beslenmenin sağlanmaması, büyüme ve gelişmeyi yavaşlatır, durudur. Bazı beslenme bozukluğu hastalıklarının oluşmasına neden olur ve enfeksiyon hastalıklarına karşı direnci düşürür (Çelikoyar, 1988).

Her çocuk için günlük tüketeceği yiyeceğin çeşit ve miktarı

farklıdır. Bu farklılığı; büyüme hızı, genel sağlık durumu, aktivite derecesi, beslenme konusundaki aile alışkanlıkları ve kişisel tercihler belirler (Garibağaoğlu, 1992).

Çocuğun bedensel, duygusal gelişmesini ve sosyal davranışlarını doğrudan etkileyen önemli faktörlerden biri yaşına, cinsine ve aktivitesine uygun olarak yeterli ve dengeli beslenmesidir. Beslenmeye dayalı davranış değişikliğini sağlamanın en etkin yolu da eğitimdir (Ünüsan, 2004).

Ülkemizde yeni doğan bebeklerin %95'i emzirilmektedir. Ancak 6 aylık bebekler arasında yalnız anne sütü ile beslenen bebek oranı %5'in altında ve ilk 4-6 ay ek gıdalara başlama sıklığı %49 oranındadır. Dünyada her yıl, bir milyondan fazla çocuğun anne sütü alamadığı için ishal, solunum yolu enfeksiyonları ve diğer enfeksiyonlardan öldüğü tahmin edilmektedir. Yapılan çalışmalar ek gıdalara genellikle 4 aydan önce başlandığını ve iki yaşından önce de emzirmenin kesildiğini göstermektedir (McConahy ve ark, 2004).

Büyüme faktörleri, normal ve patolojik sürecin önemli kısmına katkıda bulunurlar. Bir başka deyişle, büyüme faktörleri fiziksel ve patolojik hücresel büyümenin ve onarımın aracılarıdır. Beslenme, organizmada Insulin-like Growth Factor (IGF)'ler ve diğer büyüme faktörlerinin temel regülâtörlerinden biridir. Bu nedenle, büyüme faktörlerinin beslenme desteğinde kullanımları klinik beslenmede giderek artmaktadır (Newman, 1992).

Beslenme Durumunun Değerlendirilmesinde Yanıt Aranacak

Sorular:

- Çocuğun besinsel gereksinimleri nelerdir? Çocuk metabolik yönden ne durumdadır (hipo- hiper veya metabolik)?

- Yeterli protein ve enerji sağlanabilmiş midir? Diğer bir deyişle çocuk ne almaktadır?

- Bağırsaklardan emilim yeterli midir?

- Fazla miktarlarda verilen besin öğesi var mıdır?

- Verilen besinler ne şekilde metabolize edilmektedir?

- Çocukta anabolizma ve katabolizmadan hangisi hâkim durumdadır?
- Besin öğelerinin depoları ne durumdadır?

- İçinde bulunulan beslenme durumunun sonuçları nelerdir? Herhangi bir zarar vermiş midir?

- Büyüme, gelişme ve kognitif fonksiyonlar etkilenmiş midir? Çocukta yara iyileşmesinin gecikmesi veya enfeksiyon gibi komplikasyonların gelişme riski var mıdır?

- Çocuğun ek nutrisyonel desteğe gereksinimi var mıdır (enteral ve parenteral beslenme)?

Genel Beslenme İlkeleri

Çocuğun gelecekte sağlıklı beslenme alışkanlıklarına sahip olabilmesi için, çocuğun günlük beslenmesinde ve öğünlerinde ailelerin göz önünde bulundurması ve uyması gereken bazı kurallar ve ilkeler vardır. Bunlar;

- Hiçbir yiyecek tek başına çocuğun gereksinimi olan total protein, enerji, vitamin ve mineralleri karşılayamaz. Bu nedenle, her gün belirli yiyecek gruplarından belirli miktarlarda tüketilmelidir.

- Yemek öğünleri düzenli, porsiyonlar çocuğun yaşına uygunolmalıdır.

- Çocukların günlük gereksinimi üç ana öğünde verilen yiyeceklerle karşılanamaz. Ana öğünün tamamlayıcısı ve dengeli bir diyetin önemli bir kısmını oluşturan ara öğünlerde seçilen yiyeceklerin besleyici değerinin yüksek olmasına dikkat edilmelidir.

- Diş sağlığı açısından şeker ve şekerin yoğunlaştırılmış miktarını içeren yiyecek ve içeceklerden kaçınılmalıdır (Garibağaoğlu, 1992).

Türkiye ve Dünyadaki Çocukların Beslenme Durumları

Türkiye Nüfus Sağlık Araştırması (1998) verilerine göre, yetersiz beslenme yaşamın ilk aylarında önemli bir sorun gibi gözükmemektedir. Ancak bodur olarak sınıflandırılan, diğer bir deyişle beslenme yetersizliğine bağlı olarak büyümeleri duraklamış çocukların oranında, ilk yaştan itibaren devamlı bir artış gözlenmektedir. Araştırmaya göre 5 yaşındaki çocukların ¼ 'ü kronik olarak yetersiz beslenmekte, %8'i ise ciddi bir şekilde kronik beslenme bozukluğu göstermektedir. Bodurluğun sık görüldüğü toplumlarda, ilk 3 yaştaki çocukların beslenmesine toplumsal olarak sosyal destek verilmesi ve sürekli eğitim yapılmasının gerekli olduğu belirtilmektedir (Berdanier, 2008).

Hayatın ilk iki ayında bebeklerin yalnız % 44'ü sadece anne sütü ile beslenmektedir. Bu yaş grubundaki çocukların %47'sinin anne sütü ile beraber su, içinde su olan sıvılar ve meyve suyu alan çocuklar olduğu gösterilmiştir. Çocukların %23'ü doğumdan sonraki iki ay içerisinde diğer ek gıdaları almışlardır. Bebekler 2-3 aylık olduğunda, yalnız %16 'sı anne sütü ile beslenmektedir. 2-3 aylık çocuklarda ek gıda alanların yüzdesi artarak %78'e çıkmıştır. Çocuklar 12-15 aylık olduklarında %45 'i artık emzirilmemektedir. Bebeklerde erken yaşta ek gıdaların verilmeye başlanması Türkiye'de bebek ölümlerine yol açan nedenlerden biri olan barsak enfeksiyonlarının riskini arttırmaktadır. 6 aydan küçük çocuklarda biberon kullanımı
%37 ve bu oran 8-9 aylık çocuklarda en yüksek seviyeye ulaşarak %62'ye çıkmaktadır. Yeme davranışlarını düzenlemeye katkıda bulunmak gelecekte ki sağlık ve yeme davranışlarının üzerinde etkili olacaktır. İlk altı ayda her 5 çocuktan yalnız biri sadece anne sütü ile beslenmektedir. Bebek maması ve diğer sıvılara erken başlama yaygındır ve biberon ile besleme tercih edilmektedir. 5yaşın altındaki her 8 çocuktan birinin bodur (yaşına göre kısa) ve bu çocukların dörtte birinden fazlasının ciddi şekilde bodur olduğunu göstermektedir. Diğer tarafta daha az sayıda çocuk zayıftır; yaşa göre ağırlık endeksine

bakıldığında beş yaşın altındaki çocukların %4'ü düşük kiloludur. 24-59 aylık çocukların yaklaşık %15'i bodur olarak sınıflandırılmıştır. 5 yaşındaki çocukların yaklaşık
%15'i kronik olarak yetersiz beslenmiştir ve %5'i ciddi şekilde bodurdur. Tüm bu göstergeler, yetersiz ve dengesiz beslenme alışkanlıklarını ve /veya tekrarlayan kronik enfeksiyonlarının varlığını yansıtmaktadır. Yetersiz beslenme yüzdesindeki artış çocuğun doğum sırasındaki artış ile birlikte olduğu gerçeği önemlidir. Örneğin; doğum sırası 6 ve daha fazla olan çocukların dörtte birinden biraz fazlası ve doğum sırası 4 veya 5 olan çocukların beste biri yaşına göre kısadır. İki yıldan daha kısa aralıklarla doğan çocukların bodur olma olasılığı çok yüksek olup, bu çocukların yüzde 21'i bodurdur ve %8'i ciddi şekilde kronik beslenme yetersizliği göstermektedir (Anon, 2002).

Tüm dünyadaki toplam çocuk sayısı: 2.2 milyar. Gelişmekte olan ülkelerde yaşayan çocuk sayısı:1.9 milyar. Yoksulluk içinde yaşayan çocuk sayısı: 1 milyar, bu oran her iki çocuktan birini yansıtmaktadır (Ünüsan, 2001).

Dünyadaki para piyasalarında her gün 1,5 trilyon dolar el değiştirirken, 600 bini çocuk olmak üzere 1,2 milyar insan günde 1 dolardan azıyla geçimini sağlamaya çalışmaktadır.

- Kişi başına ortalama gelir 40 ülkede 1990 yılından bu yana her yıl yüzde 3 oranında artarken, 55 ülkede ortalama kişi başına gelir aynı dönemde azalmıştır ve bugün 80'i aşkın ülkenin kişi başına gelir düzeyi on yıl öncesi düzeye göre daha düşüktür.

- Dünya nüfusunun en zengin beşte birinin toplam dünya gelirinden aldığı pay, en yoksul beşte birin aldığından 74 kat daha fazladır.

- Gelir dağılımındaki eşitsizlikler OECD ülkelerinin çoğunda 1980'den bu yana artmıştır.

- Dünyanın en zengin ülkelerinde yaşayan nüfusun tahminen yüzde 12 kadarı yoksulluğun etkisi altındadır

Beş yaş altı ölüm hızını düşürebilme hızı açısından Türkiye 195 ülke içinde 29'uncu sıradadır. Ülkemizde 1990 – 2003 yılları arasında beş yaş altı ölüm hızı her yıl ortalama yüzde 5,3 puan oranında düşmüştür.

Beslenme Davranışlarının Gelişimi Ve Ailenin Etkisi

Aile yapısı ve aile içi etkileşim, hem sorun yaratıcı hem de sorun çözücü özelliğe ve güce sahiptir. Aileyi oluşturan bireyler bir birini tamamlayan fonksiyonel bir bütünün parçasıdır. Aile en temel bağlantısal parça olup, bütün toplumlarda en yakın sosyal çevreyi oluşturmaya devam etmektedir. Bu nedenle de aile, aile üyelerinin fiziksel ve mental sağlığı üzerinde çok önemli etkiye sahiptir (Gökmen ve ark, 1999).

Beslenme ailesel bir aktivitedir. Aile üyeleri genellikle aynı diyeti paylaşır ve aynı oranda tuz, kalori, kolesterol ve yağ tüketirler. Ailede anoreksiya nevroza ve bulimiya nevrosa gibi majör yeme bozukluklarının gelişimi ve tedavisinde de önemli rol oynamaktadır. Ebeveynler yiyeceği sıklıkla ödül veya ceza olarak kullanmaktadırlar. Ebeveynlerin çocuğu yeme yönünde desteklemesi ile çocukluk çağı obezitesi arasında bir korelasyon gösterilmiştir. Öte yandan obezite tedavisinde aile desteğinin önemi üzerine yapılmış pek çok çalışma vardır (İnal, 2004).

Ailenin sağlık üzerine etkileri; biyolojik, sosyal, kültürel ve ekonomik etkiler olarak karşımıza çıkar. Keskin ve arkadaşları yaptığı çalışmada toplumumuzun çocuk terbiyesinde ödüle hemen hemen hiç yer vermezken, büyük ölçüde ceza kullandığı ortaya çıkmıştır. İnsan davranışları doğumdan ölüme kadar gelişim evreleri göstererek, sürekli bir değişim halindedir. Bir sonraki evre, kazanılan bir yetinin üzerine inşa edilir. Bu yeti yeterince kazanılmamışsa sadece bir sonraki evre değil daha sonraki diğer evrelerde bu durmadan olumsuz etkilenir (Adams, 2009).

Bir yaşını doldurmuş çocuk kesin olarak aile sofrasındaki yerini almalıdır. Çocuğun erişkin hızında yemek yiyemeyeceği unutulmamalı ve buna sabır gösterilmelidir. Öğünlerdeki porsiyonların bitirilmesi için ısrarcı olunmamalıdır. Çocuk yemek istemiyor ise yemeyecektir. Bu nedenle çocuğa asla bağırılmamalı veya yemesi için vurulmamalıdır. Israrcı olan anneler ile çocuk arasında psikolojik bir çatışma kaçınılmazdır. İş bu noktaya geldiğinde hem anne, hem de çocuk için yemek saatleri bir kâbusa dönüşecek ve çocuklar aşırı ısrarcı anneye öğürerek ve / veya kusarak karşılık vereceklerdir. Anneye kızarak, döverek bu savaşı kazanamayacağı, ısrarcı olunmadan gelecek öğüne kadar su dışında bir gıdanın çocuğa verilmemesi gerektiği çocuğa anlatılmalıdır. Daha çok ve daha kolay yesin diye çocuğun oyun alanı veya televizyon önü yemek masası niyetine kullanılmamalıdır. Tabak kaşık ile çocuğun arkasında dolaşarak ona yemek yedirilmemelidir. Özellikle oyun çağı döneminde pek çok anne bu yanlışı yapmaktadır (UNICEF, 2002).

Kendi kendine yeme isteği bir yaş civarında başlar. Bu dönem, infant ve adölesan çağda görülen hızlı büyümenin yavaşladığı, anne bağımlılığının azaldığı ve kişilik kazanma çabasının belirginleştiği bir dönemdir. Bu yaş çocuğu tat ve şekille ilgilenmeye başlar ve yemekleri elleri ile hissetmeyi, karıştırmayı ve yemeyi severler. Dış dünyaya olan merakı artarken, yemek saatlerinde yemeğe karşı gösterdiği ilgi azalır. Açlık hissi çocuk büyüdükçe yerini sosyal ve çevresel faktörler karşısında baskılanır. 2-3 yaşlarında bağımsızlık için mücadele belirgin hale gelir. Bu dönemde sevilmeyen gıdalar günden güne, haftadan haftaya değişebilir. Genel olarak anne ve babaların yakınması çocuklarının iştahsızlığı ve yamağa gösterdiği ilgisizliktir. Çocuğun gıda alımının zaman zaman artık azalması doğaldır. Özellikle bir önceki öğünde tüketilen yüksek enerjili gıdaların bir sonraki öğünün miktarını azalttığı, bu azaltımın da genellikle çocuğun sevmediği gıdalar yönünde olduğu bildirilmiştir (Köksal, 2000).

Süt çocukluğu döneminde sürekli beslenmesine alıştığı

çocuğunun, oyun çağı ve okul öncesi dönemde yemeğe ilgisiz olması aileyi endişelendirebilir. Besin tüketimindeki yeterliliğin en iyi göstergesi çocuğun normal büyümesidir. Anne babalar büyüme eğrisinin kendilerine gösterilmesi ile rahatlatılabilir. Bu dönemde gözlenebilecek bir diğer problemde biberon bağımlılığıdır. Biberonun uzun süre emzik gibi kullanılmasına izin verilmesi bu bağımlılığa neden olabilir. Sonuç olarak, kalori alımı uygunsuz şekilde aşırı artabilir veya fazla sıvı alınımı diğer gıdaların reddine ve dolayısı ile beslenme bozukluğuna yol açabilir. Gelişim aşamasındaki kişilerin sürekli olarak karbonhidratlara maruz kalması kalyojenik etki oluşturur. Biberonda ısrar eden çocuk için iki metot uygulanabilir: Evdeki tüm biberonların uzaklaştırılması ya da daha yavaş bir metot olarak biberonla çocuğa sadece su verilmesi (Balint, 1998).

4-5 yaş çocuğu yemekten daha çok oyun ile ilgilenir ve taklit özelliği çok belirgin olduğundan anne, baba ve kardeşlerinden gördüklerini yapar. Bu dönemde anne babanın yemek saatlerine zaman ayırması ve sabırlı olması gerekir. Tam olarak yemekte bağımsızlığın kazanılması yıllar içinde olur ve her ailede farklı orandadır. Son yıllarda çocukların yaşam biçimleri ve yeme alışkanlıklarındaki değişimler, genelde aile ve sosyal çevredeki değişikliklere bağlanabilir. Bu değişimler, çalışan ailelerin artması, doğum sayısı ve aile birey sayısında azalma, tarım, balıkçılık, yiyecek teknolojisinde ilerlemeler, nüfusun hızla kentlere doğru kayması, sağlık kurumları ve eğitimin yaygınlaşması, televizyonun etki alanının artması ve çocukların daha erken yaşta okula başlamalarıdır. Televizyon reklamlarının yaşam biçimi ve diyet alışkanlıkları üzerine büyük etki yapması, çocuğun önemli bir zaman dilimini televizyon karşısında geçirmesine, çocuk için neredeyse anne, baba ve okuldan daha baskın bir bilgi kaynağı olmasına bağlıdır. Televizyon reklamlarının büyük kısmını besin değeri kısıtlı, yüksek kalori, yağ (özellikle sature), şeker, kolesterol ve tuz içeriği olan ve hemen hemen hiç mikronutrient içermeyen gıdalar oluşturmaktadır. Bunlar içerdikleri katkı maddeleri dolayısı ile sakıncalıdır. Bu tür değersiz gıdaların tüketiminin çocuğun televizyon seyretme süresi ile orantılı olduğu bildirilmiştir (Balint, 1998).

Optimal Beslenme Alışkanlıklarının Kazandırılması

İyi beslenme alışkanlıklarını kazanılması çocukluk çağında başlar ve yaşam boyu uygulanan bir pratik haline gelir. Optimal yeme alışkanlığı aşağıdaki öneriler doğrultusunda kazandırılabilir:

- Anne, baba ve kardeşlerin yönelimleri, çocuğun yeme yaklaşım ve isteğini etkiler. Yemek saatlerinin düzenli olması, kahvaltı alışkanlığının oluşturulması ve hoş bir atmosferde besin değeri yüksek ara öğünler sunulması önemlidir. Ara öğünlerin, çocuğun total enerji gereksiniminin ¼ 'ünü sağladığını bildiren yayınlar vardır. Yeni gıdalar teker teker diyete sokulmalı, çocuk henüz açken, öğün başında bu yemekler çocuğa verilmeli, bunlar çocuğun alabileceği şekilde sunulmalıdır. Sebzeler ve et genellikle çocukların sevmediği ancak önemli gıdalardır.

- Büyüme hızı, ince ve kaba motor beceriler, kişilik gelişimi çocuğun neyi ne kadar yediğini etkiler. Kullandığı araçlar ve porsiyonların büyüklüğü, çocuğun gelişimsel düzeyine uygun olmalıdır. Yetersiz beslenme ve öğün atlama, öğrenme için gerekli olan fizik ve mental çabanın kalitesini düşürür.

- Emosyonel stres veya yemek esnasında başka aktivitelerle ilgilenme, besin alımını etkiler. Bu durumlar minimale indirilmelidir.

- Olumsuz yeme alışkanlıkları önemsenmemeli, olumlu davranışlar desteklenip övülmeli ve sevilen gıdalar ödül olarak kullanılmamalıdır.

- Çocuk yemek saatlerinde yemiyorsa, yemek vermek için bir sonraki öğün saati beklenmelidir.

- Çocukluk çağında obeziteye eğilim olması halinde önlemler alınmasıgerekir.

Gerek oyun çağı gerekse de okul çağında artık evden dışarı çıkmaya başlayan çocuklar dışarıda değişik ambalaj içinde sunularak onları cezbeden sağlık açısından hiç de yararlı olmayan ürünlerle tanışacaktır. Damak tadı açısından onları çekecek bu ürünler genelde doymuş yağlar, şeker ve tuzdan zengindir. Her türlü kraker, bisküvi, cips, şeker, çikolata, şekerli sakız, hamburger ve pizza, kolalı içecekler sağlıklı beslenme açısından sakıncalı yiyeceklerdir. Özellikle kentsel yerleşimli çocukların bunlarla tanışmaması olanaksızdır. Bu nedenle çocukla kavga etmeden çocuğun yaşına göre davranarak bu tür ürünlerden çocuk uzak tutulmalıdır. Bu uyarıların uygulanabilmesi için ailenin mutfak düzeni önemlidir. Yani ailenin mutfağında bu ürünler yer almamalıdır (Salama, 2004).

Garipağaoğlu ve arkadaşlarının, beslenme sorunu olan çocuklara ekip yaklaşımının sonuçları adlı çalışma 20 vaka üzerinde 3 ay süre ile aileler ekip tarafından eğitilip çocukların büyüme ve doğru beslenme alışkanlıkları kazanması ve ilk başta annelerde olan beslenme sorumluluğunun çocuklara verilmesi sağlanmıştır (Bowne, 2009).

Sağlıklı Beslenme Alışkanlıkları

Enerjinin yeterli alınması, boya uyan vücut ağırlığının her dönemde sağlanması ve koruması: Çocukların iştahları pek çok şeyden kolayca etkilenir. Uzun sürekli iştah azalması, kilo kaybına, malnutrisyona ve büyümede aksamalara neden olurken; enerji fazlalığı da şişmanlığa yol açar. Çocukluk dönemindeki şişmanlık, psikolojik sorunlarla seyretmekle kalmaz, erişkinliğe yansır ve birçok kronik hastalık için risk faktörü oluşturur (Köksal, 2000).

Tablo-1: Ergenler ve Çocuklar için İlave Makro Beslenme Önerileri

Eylem	**Öneri**
Şeker ekleme	Toplam enerji limitinin % 25'den fazlası yok
Doymuş yağ asidi	Beslenirken az tüketilmesi yeterli
Doymamış yağ asidi	Beslenirken az olarak tüketilmesi yeterlidir

Kaynak: Berdanier, 2008.

Besinlerde Çeşitliliğe Özen Gösterilmesi:

Karbonhidratlar, proteinler, yağlar, vitaminler, mineraller ve sudan oluşan ve sayıları 50'yi bulan besin öğeleri, vücuda ancak farklı türde besinlerin yenmesi ile alınır. Bu nedenle, günlük beslenmede besinlerin mümkün olduğu kadar farklı grupları temsil edecek şekilde tüketilmesi önerilir. Total yağ, doymuş yağ ve kolesterol miktarının azaltılması: Amerika başta olmak üzere, dünyanın birçok ülkesinde ölüm nedenlerinin başında yer alan kalp-damar hastalıklarından korunabilmek için, alınan önlemlerin başında, total yağ, doymuş yağ ve kolesterol tüketiminin azaltılması gelmektedir. Sözü edilen öğeleri azaltabilmek için et, tavuk, yumurta, süt, yoğurt, peynir gibi hayvansal besinlerin az ya da önerilen miktarlarda tüketilmesi ve az yağlı olanının tercih edilmesi önerilmektedir (Köksal, 2000).

Yeterli Lif Tüketilmesi:

Dengeli beslenme için, liften zengin olan sebzelere, meyvelere, kuru baklagillere, tam undan yapılmış ekmeğe, makarnaya, bisküviye vb. besinlere, bulgura, kuru yemişlere günlük beslenmede sık yer verilmesi istenir. Çocuklar genellikle sebzeleri ve tam undan yapılmış ekmeği sevmezler. Buna karşın, meyve ve kuru baklagilleri severler. Annelerin bir yandan çocukların gereksinimlerini, diğer yandan tercihlerini göz Önüne alarak, lifli besin tüketimini dengelemeleri gerekir (Köksal, 2000).

Şeker Tüketiminin Azaltılması:

Çocuklar tarafından çok sevilen şekerin fazla tüketilmesi, şişmanlığa ve diş çürümelerine neden olur. Günlük beslenmede enerjinin büyük bir bölümünün (% 45-50) ekmek, pilav, makarna gibi karmaşık karbonhidratlardan gelmesi, şeker ve tatlı türden besinlerin günlük enerjinin % 5, en fazla % 10 ile sınırlanması önerilir. Hatta mümkünse, her gün şeker ve tatlı türünden bir besinin yenmemesi, yenecekse ana öğünlerde, bir başka besin ile yer değiştirerek ya da az miktarda yenmesi önerilir. Bu şekilde diş çürümelerinin ve şişmanlığın önüne geçilebilir (Köksal, 2000).

Tuz Alımının Sınırlandırılması:

Çocukların tuz gereksinimi oldukça düşüktür. Tuzun sürekli olarak fazla tüketilmesi, ileri yaşlarda yüksek tansiyon hastalığına neden olur. Çocuklar yemeklere tuz serpmekten hoşlanırlar. Tuzluğun masadan uzak tutulması, yemeklere az tuz eklenmesi, hazır besinlerden (çorbalar, et suları, soslar, konserveler, salamuralar vb.) kaçınılması, cips-pringles, gibi atıştırma türünden besinlerin azaltılması, tuz alımının sınırlanmasına yardımcı olur (Köksal, 2000).

Beslenmeyi Etkileyen Faktörler

Beslenmeyi etkileyen faktörler çok çeşitli yönlüdür. Bu faktörler arasında en önemlileri:

- Sosyo-kültürel ve ekonomik düzey
- Besin üretimi dağıtımı ve besin teknolojisindeki yetersizlik ve düzensizlikler
- Nüfus planlaması
- Çevre koşullarının sağlık kurallarına uymayışıdır.

Sosyo-ekonomik düzey, besin alımında önemli bir faktördür. Özellikle besin değeri yüksek olan besinlerin tüketimi gelir düzeyi ile yakından ilgilidir. Nüfus planlamasının da etkisi büyüktür. Ailede birey sayısı birey başına düşen gelir azalıp beslenmeye ayrılan pay düşmektedir. Ailelerin sosyo-kültürel düzeyi çocuklardaki yetersiz ve dengesiz beslenme sorunlarının başındadır. Evlerinde yeteri kadar değişik türde besin bulunmasına karşın bunları beslenme ilkelerine uygun olarak kullanamayan aile çoğunluktadır. Çocuklarda beslenme yetersizliğinin bir nedeni de batıl inanışlar veya bilgisizlik sonucu küçük çocuklara esansiyel besinlerin verilmeyip şeker v.b. besinlerin verilmesidir. Büyümekte olan çocukların besin gereksinimleri bilinmediğinden birçok hastalığın beslenme yetersizliğinden oluştuğu da dikkatten kaçmamaktadır. Bundan başka besinlerin hazırlanması, pişirilmesi ve saklanmasında ki temel ilkeler bilinmediği için besin öğelerinde kayıplar çok olmaktadır. Çevre koşullarının sağlık koşullarına uygun olmayışı da beslenme sorunlarını yaratan nedenler arasındadır. Besinlerin uygunsuz koşullarda saklanması, işlenmesi ve hazırlanması vücuda zararlı öğelerin de girmesine neden olmaktadır (Çelikoyar, 1988).

Annenin eğitim düzeyi, çalışıyor olması çocuk beslenmesi konusundaki bilgisinden bağımsız olarak, bebek ve çocuk beslenmesini olumlu etkilemektedir. Bu durumun annenin kendine olan güveninin artması, ev içi kaynakların kullanımında söz sahibi olmasından kaynaklanabileceği belirtilmektedir. Çocuğun iç düzenleyici dinamiğini göz önüne almayan otoriter beslenme biçimleri çocuklarda iştahsızlığa yol açmaktadır. Aile içi sorunlar, inatçı kişilik yapısı ve oral-motor kas gelişimi problemleri de çocuklarda ek besinlere başlamada sorunlara neden olmaktadır. Beslenmede tek düzeliğin çocuğu olumsuz etkilediği, besinlerde çeşitliliğin arttırılması ile toplam enerji alımının arttığı belirtilmektedir. Araştırmalar hazır mamalardaki şeker miktarının artması ile mamanın alım miktarının da arttığını göstermektedir. Yine enerji yoğunluğu yüksek olan besinler de iştahı olumsuz etkilemektedir (Berdanier, 2008).

Toplum ve Aile

İyi yemek yeme alışkanlığı kazandırmak için, çocukları beslerken bazı hususlar göz önünde bulundurulmalıdır. Bu yüzden hanedeki birey sayısı, anne ve babanın işi-geliri, evin düzeni, gıda harcamaları (ekonomik durum) beslenmeyi etkileyen faktörler arasına girer. Bunu yanı sıra çocuklar yemek zamanlarında yemeklerini ya da sularını dökebilirler. Topluluk içinde de aynı davranışı sergileyebilirler. Böyle bir durumda çocuğa kızmak, olumsuz bir tutum içerisine girmek doğru değildir. Kızmak yerine hoşgörülü davranıp, çocuğun yaparak ve yaşayarak öğrenmesine destek vermek gerekir (Arlı ve ark, 2006). Aile içindeki babalık stilleri (baskıcı, hoşgörülü vs.) ve anne-babanın eğitim seviyesi ile çocukların beslenmeleri arasında sıkı ilişkiler vardır (Bowne, 2009).

Öğretmen

Birçok okulda öğrenciler okula sabah gelip akşam evlerine dönmektedirler. Bu durumda en azından bir öğünün okullarda yenildiği düşünülürse ve yemek tabldot olarak veriliyorsa, çocuğa verilen yiyeceklerin uygunluğu öğretmen ve bir beslenme uzmanı tarafından kontrol edilmeli ve çocuğun seçeceği yiyecekler varsa, çocuğun uygun yiyeceği seçmesi konusunda çocuğa yardımcı olunmalıdır. Bunun için her okulda doğru ve dengeli beslenme, beslenme rehberince yapılmalı; öğretmen de aileyi bu konuda bilgilendirmelidir. Yine evde çocuğa neler veriyorlarsa, aile okula bu yiyecekler konusunda bilgi vermelidir. Öğretmen çocukların haftalık beslenme bilgisini ailelere göndermelidir. Bu şekilde veli ve öğretmen işbirliği içinde olurlarsa, beslenme ile ilgili neler yapıldığı hakkında iletişim kopukluğu yaşanmamış olur.

Okulöncesi dönemdeki çocukların taklit becerileri oldukça gelişmiştir. Öğretmenleriyle gün içerisinde daha fazla birlikte oldukları için öğretmenlerini taklit etmeleri olasıdır. Öğretmenin bu yüzden yemek zamanlarında çocukların yanına oturarak onlarla birlikte yemek yemesi de önemlidir (Arlı ve ark, 2006).

Sosyal Çevre

Yeme konusunda sosyal çevre önemlidir, çünkü çocuklar ne yemeleri ve niçin yemeleri gerektiği konusunu çevreden öğrenirler ve çevreden pekiştireç alırlar. Bu öğrenmenin çoğu yemek zamanlarında rutin olarak olan şeydir, özel bir öğretme çabası ile olmamaktadır. Yemek hususunda sosyal çevrenin sunduğu birçok imkân vardır: ödüllendirme, seçenek sunma, yetişkinlerce model olma, benzerlerince model olunma, sınıf zorlukları gibi. Çocuklarının yemesini isteyen anne babalar (ve araştırmacılar) onlara ödüller sunabilir. Ödül, çocukların yeme tercihleri ve çocukların yemek tüketimleri arasındaki ilişkiler yüzünden, etkili bir uyarıcıdır. Birch ve arkadaşlarınca yapılan 1980 yılı tarihli bir çalışma okul öncesi çocuklar için ödül olarak belli yiyecekler kullanıldığı zaman bol ödül olan yiyeceklere tercihin arttığını göstermektedir (Berdanier, 2008). Tam tersi, okul öncesi çocuklara belli yiyeceklerin ödül olarak sunulması, ödül almak için tüketilen yiyecek tercihinde bir azalmaya neden olmaktadır. 1982 yılında Birch ve arkadaşlarınca yapılan bir çalışmada, 1984 yılında yine Birch tarafından yapılan başka bir çalışmada, 1992 yılı tarihli Newman ve Taylor tarafından yapılan başka bir çalışmada verilen ödülün yiyecek tercihlerinde etkili olmadığı söylenmektedir. Henry tarafından 1999 yılında yapılan bir çalışmada, öğretmen tarafından model oluşturulma, yani çocuklara "bir ısırık alma" konusunda ısrar etme ve basit olarak onu yiyeceğe maruz bırakma, seçenek sunmaktan daha az etkilidir veya yeni meyve ve sebzenin okul öncesi öğle yemeklerinde ödül olarak sunulmasından daha az etkilidir. Wardle ve arkadaşları tarafından 2003 yılında yapılan bir çalışmada, okul öncesi çocukların sebze tercihleri ve sebze tüketimlerinin çocukla sebze tüketim günlüğü tutarak ve 14 günlük tatlar sunarak kolaylaştırılabildiği görülmüştür.

Okul Öncesi Çocukların Yemek Tercihleri

Okul çağı öğrencilerinde "öğün atlaması" olayı oldukça fazladır. En çok sabah kahvaltısı yaptırılmamaktadır. Okula yetişme telaşı, yetersiz zaman gibi mazeretler ile sabah kahvaltısı atlanmaktadır. Ayrıca kız çocukları arkadaşlarından etkilenerek şişmanlama korkusu ve kilo kontrolü yapma bahanesi ile yetersiz beslenmektedir. Çocukların aynı şekilde annelerinden ve babalarından zayıflama ile ilgili davranışları görmesi de; çocukların istemeden bu davranışı sergilemelerine neden olmaktadır.

Çocuklar çoğu zaman çeşitli sebeplerden dolayı yemek yemek istemezler ve okul öncesi dönemde çok fazla yemek seçimine giderler. Öğün atlanınca fast-foodlar devreye girmektedir. Çocukların da zaten bu tarz beslenmeye karşı aşırı ilgileri vardır. Bu da ya aşırı iştahsızlığa ya da obeziteye sebep olur. Bu yüzden aile tarafından kahvaltının önemi çocuğa anlatırken; kahvaltının ileriki yılları da olumlu etkileyecek alışkanlık olduğunu, güne iyi başlangıç yapmanın iyi bir sırrı olduğu belirtilmeli; kilo kontrolünde bile öğün atlanmaması gerektiği söylenmelidir. Öğünlerin atlanmaması açısından, besin seçimleri çok fazla çocuğa bırakılmamalıdır.

Beslenme davranışları açısından incelendiğinde, okul öncesi dönemde büyümenin azalmasına paralel olarak iştahın da azaldığı görülmektedir. Bu sebeple dolayı yanlış beslenmeye bağlı olan yemek yeme davranışları ortaya çıkar.

Okul öncesi öğrenciler yemek öncesi ara öğünlerde tüketilen kaloriye dayalı olarak, yemek ve atıştırmalarda yenilen kalorileri ayarlayabilmektedirler. Dahası, okul öncesi çocuklar gün boyunca çeşitli yemeklerde ve atıştırmalarda tüketilen kaloriyi de ayarlayabilmektedir. Böylece, 24 saatlik zaman dilimi içinde tüketilen toplam kalori sabit seyretmektedir. Her ne kadar çocukların kalori tüketimlerini kendi kendilerine düzenleme gibi bir yetenekleri olsa da, iyi yürütülmüş laboratuar çalışmaları bu yeteneğin çocukların beslenmelerini sınırlayan ya da teşvik eden çocuk besleme uygulamalarınca olumsuz yönde etkilenebildiğini ortaya koymaktadır (Bardanier, 2008).

Klesges ve arkadaşları, ailelerin yemek saatlerini gözlemleyerek yaptıkları araştırmada, ailelerin yönlendirme ve özellikle yeme konusunda yaptıkları teşvikler ile okul öncesi çocukların kiloları arasında yüksek bir korelasyon olduğunu ortaya koymaktadır (Klesges ve ark,

1983). Dahası, bir çocuğun yemeye direnmesi, ailenin sert yönlendirmesine sebep olmakta ve bu da bir sonuca ulaşmamaktadır.

Okul öncesi çocuklarla yapılan laboratuar çalışmaları, hoşa giden yiyecekleri tüketim konusundaki sınırlamaların, içsel yeme içgüdüsünden ziyade çocukları harici bir güdüye karşı hassaslaştırdığı ve çocuklarda yiyeceklere erişim ve tüketim konusunda artan bir isteğe neden olduğunu gösteriyor. Okul çağındaki kız çocuklarının yemeklere erişiminin çocukça ya da ailece kısıtlanması, kızların atıştırma ve besin tüketimini arttırmasında tahmin edilen bir unsurdur, daha yüksek oranlardaki besin tüketimi daha fazla sınırlama olarak tahmin edilmektedir (Berdanier, 2008).

Araştırmalar porsiyon ebadı ile çocukların besin tüketimleri arasındaki ilişkiyi aydınlatan ilginç veriler sunmaktadır. Roll ve arkadaşlarınca yapılan bir çalışmada 16 adet küçük (3 yaş) ve 16 adet daha ileri yaşta olan (5 yaş) okul öncesi çocuklar, günlük bakım esnasında üç adet öğle yemeğine katılmıştır. Her bir yemekte - havuç, elma sosu ve süte ilaveten- küçük, orta ve büyük ebatlarda porsiyon makarna sunulmuştur. Daha ileri yaşta olan okul çocukları, büyük porsiyonlarda sunulduğu zaman daha çok makarna ve peynir tüketmişlerdir. Ama porsiyon ebatları daha küçük yaştaki okul öncesi çocukların besin tüketim değerlerini anlamlı bir ölçüde etkilememiştir (Rolls ve ark, 2000). Bu sonuçlar bir çocuğun beslenme alışkanlığını şekillendirmede porsiyon ebadının önemini ortaya koymaktadır. Porsiyon ebadının daha büyük yaştaki çocukların aşırı kilolu olmalarını engellediği veya artırdığında ima etmektedir. Bunlara ilaveten, bu sonuçlar "tabağı temizlemek için her şeyi yemekten" ziyade okul öncesi çocukları kendi içsel açlık ve doyum ipuçlarını odaklanmaları teşvik etmenin önemini ortaya koymaktadır.

Fisher ve arkadaşları daha önceki çalışmayı 30 öğrenci ile genişletti. Çocukların yaşları 3-5 arasında ve bu öğrenciler günlük bakım esnasında öğle yemeğine iştirak etmektedir. Her bir öğle yemeği başlangıç olarak makarnadan ve peynirden oluşmaktadır ve bunlar yaşa göre büyüklüğü şekillenen bir porsiyon ya da olması gerekenin iki misli büyüklükte bir porsiyonda veya çocuğun istediği kadar alabildiği serbest porsiyon usulü ile servis edilmektedir. Tabi bunların yanında standart havuç ikramı, elma sosu, süt ve şekerli kurabiye de sunulmaktadır. Elde edilen sonuçlar başlangıç yemeğini yaşa göre olması gerekenin iki misli ebatta bir porsiyon içinde sunmanın giriş yemeğinden ve ana menüden alınması gereken enerjiyi %25 ile %15 artırdığını ortaya koymaktadır (Fisher, 2003). Kaydedilen değişiklikler, yemekte sunulan diğer besinlerden alınan besin oranındaki azalma olmaksızın başlangıç yemeğinden çocuğun ortalama tüketimindeki artış sebep olarak sunulabilir. Çocuğun kendi istediği kadar aldığı porsiyon ebadı, normal porsiyonlarda sunulandan önemli bir farklılık sergilememektedir. Buna ilaveten, çocuklar kendi başlangıç yiyeceklerini kendileri aldıkları zaman, aynı yiyeceklerin daha büyük giriş porsiyon ile sunulmalarına göre kendileri %25 daha az tüketmektedirler. Yazarlara göre, onların sonuçları "çocuklara kendi kendilerine yemekleri istedikleri kadar alabilmelerini sağlamanın onların tüketimlerini etkilediğini ve çocukların daha büyük porsiyonları tüketmek zorunda kalmalarının yarattığı etkilerin azaltılması konusunda önemli bir role sahip olabileceğini ortaya koymaktadır".

Mc Conahy ve arkadaşları 2-5 yaş arası çocuklar için yapılan çeşitli çalışmalarından elde ettikleri verilerle; en çok tüketilen 10 yemeğin porsiyon büyüklüğü, günde kaç defa tüketildiği ve günde tüketilen besin sayısı ile çocukların toplam enerji tüketimleri ilişkisine bakmışlardır. Elde edilen sonuçlar beden ağırlığının %4'ünün alınan enerji değişkenine, buna karşılık % 17-%19'unun porsiyon büyüklüğüne, %9'unun günlük öğün sayısına %6–8'inin de yemek sayısına bağlı olabileceğini göstermektedir (Mc Conahy ve ark, 2004). Yazarlar çocuklar için beslenmenin sık sık yapılması ve orta ebat porsiyonlarda sunulması konusunda bir çıkarıma varmaktadırlar.

Medya Etkileri

Çocukların beslenme alışkanlıkları olumlu ya da olumsuz şekilde hem medya hem de reklamlarca etkilenebilir. Gençler yiyecek seçimi konusunda TV, reklamlar internet, oyuncak ve marka logosu olan ürünler, çocuk kulüpleri ve gençleri amaç edinen promosyonlar yolu ile reklamların başlıca hedef kitlesidirler. Gençlere pazarlanan yiyecekler yağ ve şeker olarak yüksektir, bu da besin uzmanlarının tavsiyeleri ile çelişmektedir. Mesela, Harrison ve Marske tarafından 2005 yılında yapılan bir çalışma fast food, atıştırma ve tatlılar çocukların yoğun olarak izledikleri saatlerde TV reklamlarında yaygın olarak görünmektedir (Harrison ve ark, 2005). Reklamı yapılan ürünler günlük tüketim için önerilenden daha fazla toplam yağ, doymuş yağ, sodyum içermektedir, ama lif, vitamin A, vitamin C, kalsiyum ve demir için önerilen dozların altındadırlar. Story ve French tarafından yapılan bir çalışma ise yiyecek reklamları ve pazarlama kanallarının Amerika'da gençleri hedef aldıklarını ortaya koymaktadır (Berdanier, 2008). 2004 yılında Kaiser Family Örgütü 40'dan fazla çalışmayı ele almıştır ve çocukların obezite ile tanışmalarında medyanın rolü nedir, ne değildir konularını incelemiş (Henry, 2004). Amerika'da artan obezite sebeplerini araştırmaktadır (Adams ve ark,2009). Bu problemin çözümü için medya ile ilgili olarak çocukların daha az TV izlemesi ve böylece yiyecek reklamlarına daha az kapılmaları önerilmektedir. Buna ilaveten, medyanın çocuk obezitesi ile mücadelede nasıl olumlu katkı sağlayabileceğinin yolarını da bildirmektedir, mesela sağlıklı ve dengeli olmayı artırıcı özendirici mesaj sayısını artırmaktır. (Henry, 2004).

Uygun beslenme davranışı 4 grupta toplanır;

- Beslenme biçimi: Beslenme biçimi çocuğun psiko-motor gelişimine (kaşığı tutma, çiğneme, ısırma becerisi vb.) uyarlanmalıdır.

- Besleyen kişinin canlılığı: Besleyen kişi bebeği yâda çocuğu yemek için cesaretlendirmeli, çocuğa kendini beslemede yardımcı olmalıdır.

- Besleyen kişinin duyarlılığı: Çocukla bakıcı arasında duygusal yakınlık olmalı, beslemenin zamanlaması çocuğun ruhsal durumuna göreayarlanmalıdır.

- Beslenme koşulları: Beslenme düzenli ve aynı saatte olmalı, çevrede dikkat çeken başka olaylar olmamalı, çocuk denetlenmelidir (Berdanier, 2008).

0-6 Yaş Arası Çocukların Beslenmesi

0-6 yaş, çocuğun büyüme ve gelişmesinde büyük aşamalar gösterdiği yıllardır. Bu aşamalarda büyüme hızı ilk yaşa kıyasla azalmıştır. Büyüme hızının azalmasına bağlı olarak besi gereksinimlerinin daha az olması beklenir. Ancak 1-3 yaş arası hareketin çok arttığı bir dönem olması nedeniyle kalori gereksinimi çok yüksektir(100 kalori/kg/gün). Genelde alınan kalorinin %10-15 'i yüksek kaliteli proteinlerden, %30-35'i yağlardan ve %50-60'ı karbonhidratlardan gelmektedir. Bu dönemdeki çocukların beslemesi, ailenin diğer bireylerinden farklı değildir. Sağlıklı beslenme önerileri tüm aileye yapılır. Ancak büyüme gelişmenin devamı açısından günlük alınması gereken besinlerin miktarı, ailenin diğer üyelerinden farklıdır. Okul öncesi dönemin başında çocuklar, tam olarak başkalarına bağımlı ve sınırlı türden besinler tüketirken, aynı dönemin sonunda tam olarak bağımsız, farklı türden besinler tüketir duruma gelir. Beslenme açısından oldukça değişkenlik gösteren bu dönem, sağlıklı beslenme alışkanlığının gelişmesi açısından da önemlidir (Berdanier, 2008).

İki yaşına gelmiş çocuk genellikle 3 öğün yemek yer. Yemek aralarında özellikle ikindi vakti meyve veya meyve suyu verilebilir. Ayrıca yatarken de süt içebilir. Yemek aralarında şekerlemeler, pasta, bisküvi veya kurabiye verilmesi gereksizdir. Bu yiyecekler çocuğun normal besin gereksinimini karşılamasını engellediği gibi diş çürümelerine de yol açabilir. Ailenin dengeli ve yeterli beslenme düzeni varsa, çocuk için özel yemek hazırlama gerekmeyebilir. Bu çağda çocuk artık yeterli ve dengeli beslenme alışkanlığını kazanmış olmalıdır. Çocuğun düzenli yemek yeme alışkanlığını kazanmasında ailenin tutumu çok önemlidir. Aile çocuğun gereksiniminin ne olduğunu bilip ona göre yedirmelidir. Çocuğun bu çağda özellikle ikinci yaşta yemek yememesinin bir nedeni de daha önce alıştırılmamış olmasındandır. Zamanında ek yiyeceklere başlamamış olan çocukların 2. yaşta yeteri kadar yiyecek almalarında güçlük olabilir. İkinci yılsonlarında kendi kendine yemek için büyük istek duyar. Bu istek mümkün olduğunca yerine getirilmelidir. Aynı zamanda çocuk çoğunlukla büyüklerini taklit edeceğinden yetişkinlerin besleme konusunda çocuklara iyi örnek olmaları gerekir. Oyun çocukluğu dönemi ise; çocuğun 1-3 yaş dönemidir. Bu dönemde çocukta psikolojik sebeplere bağlı olarak yemek seçme ve reddetme olabilir. Anne ve babanın çocuğa daha fazla yemesi için ısrarları, ödüllendirme ve cezalandırma davranışları çocuğun yemesinin olumsuza gitmesine neden olur. Bu yaştan sonra ki okul öncesi dönem çocuğun sosyal yaşamının başladığı dönemdir. Bu dönemdeki yemek alışkanlığı hayatın diğer dönemlerinde de sürer. Bu yaş çocuklarının diyetlerini zenginleştirmek için çeşitli karışımlar yapılabilir, örneğin makarnaya, peynir, yumurta, yoğurt v.b. katmak gibi. Bu çocuklarda iştahın önemli faktörlerinden birini lezzet oluşturur. Aşırı soğuk ve sıcaklardan kaçınılmalıdır. Çünkü bu yaş gurubundaki çocuklar besinlerin ılık olmasından hoşlanır. Bazen besinlerin kokusu bile önemlidir. Birçok çocuk yemekte birbirine karışmış şeyleri reddeder. Yani çocuk yemekte düzenlilikten hoşlanır. Çocukların birçoğu lezzete karşı çok hassastır ve çok pişirilmiş veya tadı bozuk yemekleri yemezler (Çelikoyar, 1988).

Okul öncesi ve okul çocuklarına uygulanan beslenme programlarının, büyüme- gelişmeyi sağlama yanında, yaşam boyu sağlığı korumayı, hastalık risklerini azaltmayı, hatta önlemeyi de hedeflemesi gerekir. Bu hedefe ulaşmak ise, çocuğun beslenme alışkanlıklarını; ağız tadını, tercihlerini göz ardı etmeksizin, yaşma uygun türde ve miktarda besin seçimi ile mümkündür.

Bu dönemdeki çocukların beslenmesi, ailenin diğer bireylerinden ayrı düşünülemez. Sağlıklı beslenme ilkeleri tüm aile için geçerlidir. Ancak, sürekli büyüyen-gelişen çocukların erişkinlerden daha fazla besleyici, fakat daha küçük porsiyonlarda besinlere gereksinimleri vardır (Köksal, 2000).

Birinci yılın sonunda ve 2.yılda büyüme hızında azalmaya bağlı olarak kalori gereksinimi azalır. Bazı yiyeceklere, ya da tüm yiyeceklere karşı geçici ilgi azlığı ortaya çıkar. Çocuklardaki bu özelliğin bilinmesi, ailelerin çocuğu gereksiz yere yemeye zorlamalarını engelleyebilir, Bu nedenle annelere 2.yılda yeme alışkanlığı hakkında bilgi vermek gerekir, iki- beş yaş arasında ortaya çıkan beslenme sorunları genellikle ailelerin yeme açısından aşın ısrarcı olmasından ve endişelenmesinden kaynaklanmaktadır. 9. aydan sonra çocuğun temel besini olmaktan çıkan anne sütü 12-15 ay arasında, en geç 2 yaşında ve-anne için uygun olan bir zamanda kesilmelidir. Anne sütü kesilirken ailenin diğer bireylerinin çocuk ile daha fazla ilgilenmesi ve anneye yardımcı olması gerekir.

Çocuk 13-14 aylık olduktan sonra kendisi kaşık kullanmalıdır. Aile bireyleri ile sofraya oturan çocuğun ayrı bir tabağı olmalı ve neyi ne kadar tükettiğine dikkat edilmelidir. En sık yapılan hatalardan biri çocuğu yemek suyu ile beslemektir. Hiçbir besleyici değeri olmayan bu beslenme biçimi uygulanmamalıdır.

Bu dönemde de çocuklar günde 4 öğün beslenmeli, temel besin gruplarını

- Süt ve sütlü gıdalar;
- Et - yumurta ve baklagiller;
- Sebze ve meyveler;
- Unlu ve nişasta besinler yeterli ve dengeli olarak tüketmelidirler

Okulöncesi Kurumlar

Yeterli Ve Dengeli Beslenmede Okulöncesi Kurumlarının Önemi

Okulöncesi dönem 0–6 yaş arasını kapsar. Okulöncesi dönemi, büyüme ile birlikte birçok becerinin, özellikle motor becerilerin kazanıldığı dönemdir. Bu dönemde çocukların iyi beslenip beslenmedikleri düzenli yapılan boy uzunluğu ve ağırlık ölçümleriyle izlenebilir. Yaşına göre uygun standart değerler gösteren çocukların beslenmelerinin düzenli olduğu söylenebilir (Arlı ve ark, 2006).

Çocukları topluma ve okula hazırlayan okulöncesi eğitim kurumları, onlarda öz bakım becerilerini geliştirecek davranışları oyun ortamında sunmaktadır. Böylece çocuklar, minyatür yemek araç gereçleri ile oynama, mutfak setleri ile oynama, fermuar açma kapama deneyimleri ile öz bakımla ilgili bazı becerileri hoşlandıkları bir ortam içerisinde kazanmaktadır. Kuruma devam etme şansı olmayan çocukların ebeveynleri de, evde çocuklarının oyun şeklinde yapacakları bu tür etkinlikleri plânlayarak öz bakım becerilerinin kazanılmasını destekleyebilirler.

Yemek saatinde masa hazırlama, ekmek veya yiyecek servisi yapma, bardaklara su doldurma vb. çocukların hoşlandıkları etkinliklerdir. Evde ve okulda bu fırsatların verilmesi onların bu konudaki becerilerinin gelişmesini destekleyecektir.

Bu nedenle, çocuğun tüm gelişim alanlarını destekleyen ve bazı temel alışkanlıkları rutin etkinliklerle kazandırmayı hedef alan, kısacası çocuklara sadece bilgi vermeyi değil, gün içinde yaşayarak öğrenmelerini amaç edinen eğitimin önemi vurgulanmalı, okul öncesi eğitim kurumlarında verilecek olan bu eğitimden tüm çocukların yararlanması sağlanmalıdır.

Besin Öğeleri Gereksinimleri

Çocukluk çağı besin gereksinimleri genel olarak 5 yaş altı ve 5 yaş üstü olmak üzere 2 grupta ele alınır. Beş yaşından küçüklerde, enerjinin yaklaşık yarısının karbonhidratlardan sağlandığı, yağ sınırlamasının (özellikle 2 yaşın altında) yapılmadığı, lif içeriği az olan dengeli bir beslenme önerilir. Beş yaşından büyük çocuklar için önerilen beslenme biçimi erişkine benzerdir. Bu yaşta temel olarak ileri yaşlar için gerekli olan sağlıklı beslenme alışkanlıkları kazandırılmaya çalışılır (Berdanier, 2008).

Bir yaşındaki bir çocuğun günlük kalori gereksinmesi 1000 kalori (4.2 MJ) civarındadır. Günde yarım litre inek sütü içse, bu kalori gereksinmesinin % 35 ini karşılamış olur. Günde yarım litre süt de bu çocuk için iyi bir besin sayılır. Kalan kalorisini çocuk ailenin diğer bireylerinin yediği yiyeceklerden sağlayabilir. Çocuğun. 5 yaşına kadar günde 500 ml süt içmesinin iyi bir uygulama olduğu genellikle kabul edilir; 1926 yılında İngiltere'de Corry Mann önemli bir çalışma yapmıştır. Sanayileşmenin en hızlı ve zor yıllan olan o yıllarda, İngiltere'de birçok çocuklara, zenginlerin ve dindarların yardımıyla bakımevlerinde bakılıyordu. O zamana göre yeterli olduğu düşünülen bir beslenme programı izleniyordu. Bir grup çocuğa ek olarak günde 500 ml süt verildiği zaman, bir öteki çocuklardan ortalama 2 cm daha fazla uzadıkları ve okul başarılarının arttığı görülmüştür (Millward ve ark, 2004).

Bilimsel araştırmalarla, sağlıklı büyüme ve gelişme, sağlıklı ve üretken olarak uzun süre yasamak için, besin öğelerinden günlük alınması gereken miktarlar belirlenmiştir. İnsan gereksinmesi olan ve besinlerin bileşiminde yer alan besin öğeleri, kimyasal yapılarına ve vücut çalışmasındaki etkinliklerine göre 6 grupta toplanabilir. Bunlar, protein, yağ, karbonhidrat, mineral, vitamin ve sudur (Baysal, 2000).

2 yaşına kadar çocuğa bir multvitamin preparatı vermek, oldukça yaygın bir uygulamadır. Aslında dengeli beslenen bir çocuğun vitamin preparatına ihtiyacı yoktur.

Mineral preparatları ise genellikle yeteri kadar kalsiyum ve demir içermezler. Süt içimi iyi olan bir çocukta kalsiyum eksikliği gelişmez.

Çocuk her gün hiç olmazsa bir öğünde yeteri kadar et veya balık yemiyorsa demir ve çinko eksikliği gelişebilir. Bu da çocuğun büyümesini, öğrenme yeteneğini etkileyebilir. Çocuklarda hareketlilik çok farklıdır, hareketliliğe bağlı olarak da çocuğun iştahı günden güne değişik olabilir. Çocuğun kilo alışı normal bir tempoda gidiyorsa fazla yâda az yiyor diye endişeye gerek yoktur. Birçok okulda sabah kahvaltısı ile öğle yemeği arasında bir küçük beslenme verilir. Bu iyi bir uygulamadır. Bu saatte verilecek en iyi besin (eğer dokunmuyorsa) bir bardak süt olabilir. Akşam yemeği gecikecekse ufak bir ikindi kahvaltısı verilebilir. Ancak çocuğun asıl beslenmesi üç öğünde olmalıdır. Çocuğun öğünleri, ailesi ile birlikte alması son derece yararlıdır. Ancak akşam yemekleri 7'den sonraya kalıyorsa, 5 yaşının altındaki çocuklar erken yatacağı için, onları önceden doyurup yatırmak gerekebilir. Sabah kahvaltısı çocuk için en gerekli öğündür ve yeterince yaptırılmalıdır. Ailesinin tümüyle sofraya oturduğunu gören çocuk, sabah kahvaltısını zevkle yapar. Yiyecek maddelerinin temizliğine son derece özen göstermek gerekir. Yiyecekler ve yemekler taze olmalı veya en uygun şartlarda dondurularak saklanmış olmalıdır. Yeteri soğuklukta saklanmayan et, tavuk ve diğer besinlerin ne kadar çabuk bozulabileceğinin bilinmediğini, gazetelerdeki sık sık besin zehirlenmesi haberleri de göstermektedir (Berdanier, 2008).

Protein

Protein gereksinimi, infant ve adolesan arasındaki zaman

diliminde büyüme hızına paralel olarak düşer. Çocuklar için alınması gereken protein miktarları, erişkinler için gerekli olan miktara (0,8 g/kg), büyüme ve utilizasyon etkinliğinin oluşturulması için gereken miktarın eklenmesi ile elde edilen değerdir. Önerilen miktar 1-3 yaş için 1,2 g/kg, 4-6 yaş için 1,1 g/kg, 7-10 yaş için 1g/kg 'dır. Okul çağı çocukları için önerilen protein miktarı 1 g/kg veya total kalorinin %5,7 'sidir. Önerilen miktarların en fazla iki katına kadar çıkılmalıdır. Çünkü aşırı protein tüketiminin, ileri yaşlarda glomerüler skleroz ve osteoporozu arttırdığı bildirilmektedir (Berdanier, 2008).

Enerji

Bebeklik dönemine göre büyüme hızı yavaşladığı için, 2-5 yaş grubu çocukların enerji gereksinimleri, yaşa göre hesaplanan (1000 + yaş X 100) ya da önerilen kadar fazla değildir. Günlük alınan enerjinin;

% 50-55 'inin karbonhidrattan,%10-15 'ini proteinden, %30-35'inide yağlardan gelmesi önerilir.

Bir diğer enerji formülü, önerilen enerji alınımı (kcal): (110-(3 X yaş) X vücut ağırlığı (kg). Bu hesaplama toplam 2500 kaloriye kadar kullanılabilir (Henry, 2004).

Bu dönemdeki çocukların günlük enerjilerinin önemli bir kısmını, bisküvi, çikolata, gofret ve şekerlemeler ile meyve suyu, gazoz, kola, çay gibi içeceklerden gelen enerjinin oluşturduğu bilinmektedir. Genel sağlık ve diş sağlığı üzerine olumsuz etkileri dikkate alındığında, boş kalori kaynağı olarak düşünülen bu besinlerden çocukların uzak tutulması gerekir (Berdanier, 2008).

Yağ

Son yıllarda endüstrileşmiş ülkelerde, tüm yaş gruplarında, yağ tüketiminde bir azalma eğilimi görülmektedir. Az yağ tüketmek erişkinlerde herhangi bir beslenme sorunu yaratmazken, okul öncesi çocuklarda enerji açığına neden olur. Çünkü yağın kısıtlanması halinde çocuk yağdan gelen enerjiyi karbonhidratlardan karşılar. Karbonhidratlı besinlerin çoğunlukla daha doyurucu oldukları (özellikle liften zenginse) göz önüne alındığında, yeterli yağ tüketmeyen çocukların günlük enerjileri açık kalır (Berdanier, 2008).

Beş yaşına doğru yağ tüketiminde dereceli bir sınırlama yapılır ve okul öncesi dönemde yağdan gelen enerjinin %30-35 civarında tutulması önerilir. 5 yaşından sonra erişkinler gibi olurlar yani günlük enerji ihtiyacının %30 'unu yağlardan alırlar (Berdanier ve ark, 2004).

Yağ asitleri yeni doğanlarda görme fonksiyonları ve beyin gelişimi üzerinde kritik etkileri vardır. Büyük çocuklarda uzun zincirli yağ asidi eksikliğinin, dikkat bozukluğu, hiper aktivite sendromu bozukluğu ile ilişkili olduğunu gösteren yayınlar vardır (Khor, 2003).

Lif

Bu yaş grubu çocukların beslenmeleri ile günde 3- 25 gr ortalama 12 gr kadar lif tükettikleri, bununda normal vücut fonksiyonları için yeterli olduğu bildirilmiştir. Eğer çok fazla tüketilirse doygunluk hissi yaratacağından çocuklarda enerji açığa çıkabilir. Ayrıca fazla lif alımı, çocuklar için önemli olan demir, kalsiyum, çinko, bakır ve magnezyum gibi önemli minerallerin emilimini olumsuz etkileyebilir. Yine liften fazla beslenen çocuklarda gaz ve aşırı dışkılama gibi sorunlar görülebilir. Günde 1-2 orta boy meyve, 1 porsiyon sebze, 4-5 dilim ekmek veya bulgur, makarna vb. tahıllar ve haftada bir ya da iki kez tüketilen kuru baklagil yemeği ile karşılanır (Berdanier, 2008).

Mineraller ve Vitaminler

Mineraller ve vitaminler de çocukluk yaşlarında normal gelişme için ve büyüme için önem taşırlar. Okul öncesi 1-3 yaş grubu arasındakiler demir eksikliği için yüksek risk grubunda olduklarından, önerilen günlük demir gereksinimi bu grupta 15 mg ve 4-6 yaş grubunda 10 mg olmalıdır (Çelikoyar, 1988).

Kalsiyum

Kalsiyum, bu dönemde 1-3 yaşa göre gereksinimi artan önemli mineraller arasındadır (Berdanier, 2008). Kalsiyum için önerilen 800mg/gün değer 1-10 yaş grubu için geçerlidir. Süt ve diğer süt ürünleri kalsiyumun primer kaynağı olduğundan bu besinleri kısıtlı olarak alan ya da alamayan çocuklar kalsiyum yetmezliği ve getireceği komplikasyonlar açısından risk grubundadırlar (Çelikoyar, 1988).

Çinko

Çinko da büyüme için gerekli olan esas bir maddedir. Yetersizliğinde; büyüme geriliği, tat duyusu bozukluğu ve yara iyileşmesi bozukluğu ortaya çıkar. Günlük alım yaklaşık ortalama değer olarak 10 mg. olmalıdır. Genel olarak ise bulunduğu besin grupları olarak en çok et ve deniz ürünlerinde bulunabildiğinden, bu gıdaların yetersiz alınımında çinko eksikliği oluşabilmektedir. Çinkodan fakir beslenen çocukların iştahsız, yeterli kilo alamayan ve sık enfeksiyon geçiren çocuklar olduğu izlenmiştir (Salama, 2004).

D Vitamini

D vitamininin alımı çocuğun bulunduğu coğrafi bölgeye ve güneşte kaldığı süreye bağlıdır. Tropikal bölgelerde yetişen çocuklar için D vitamininin, ilaveten alınmasına gerek olmadığı ya da en az günde 100 I.Ü. (2,5 mikrogram) alınması halinde kalsiyum utilizasyonu için yeterli olduğu kabul edilmektedir. Çocuklarda (bu yaş grubu) görülen ve çeşitli bozukluklara yol açabilen D vitamini eksikliğine bağlı raşitizm, günlük gereksinim olan 400 I.U. D vitamininin doğumdan sonra 3- 4 haftalıktan başlayarak düzenli olarak verilmesiyle önlenebilir (Çelikoyar, 1988).

A Vitamini

A vitamini de çocukların gelişiminde büyük rolü olan bir vitamindir. Görme işlevindeki rolünün yanı sıra vücut membranlarının stabilitesi, epitel hücre bütünlüğü, mukus salgılama yeteneği, bazı glukoproteinlerin biosentezi gibi işlevleri için vitamin A gereklidir. Bütün okul öncesi çocukların % 1 inden fazlasında Güney ve Doğu Asya'nın pirinç yiyen bölgelerinde A vitamini eksikliği belirtileri (körlük, deri belirtileri) gösterilmiştir. Bu yaş grubu çocukların yetersizlik belirtileriyle karşılaşmamaları 2000-2500 İ.U. / gün A vitamini almaları gerekmektedir. A vitamini en çok hayvansal kaynaklardan; balık karaciğeri, karaciğer, süt ve süt yağı, yumurta sarısında, bitkisel kaynaklardan; sarı, turuncu ve yeşil sebze ve meyvelerde bulunur (Çelikoyar, 1988).

B1 Vitamini

B1 vitamini (tiamin) vücuttaki çeşitli biyokimyasal tepkimeler için gerekli bir vitamindir. Et, karaciğer, baklagiller, yer fıstığı, yumurtada bulunur. Eksikliğinde beriberi hastalığı ortaya çıkar. 2-6 yaş için günlük gereksinim 0,7-0,9 mg dır (Köksal, 2000).

B2 Vitamini

B2 vitamini kısa zincirli yağ asitlerinin oksidasyonunda önemli rol oynar. Riboflavin yetersizliğinde klinik bulguların başında deride, özellikle dudak, burun, göz kenarlarındaki yaralar gelir. Burun dışında göz damarlarında genişleme, yanma, görme zorluğu ve sinir sistemi bozuklukları, riboflavin yetersizliğinin belirtilerindendir. Kaynakları en çok et, süt, yumurta, gibi hayvansal kaynaklı yiyecekler, yeşil yapraklı sebzeler, kuru baklagillerdir. Tahıllardaki riboflavin yetersizliği belirtilerinin görülüş sıklığı %5-49 arasında değişmektedir. Günlük alınması gereken miktar bu yaş grubunda 0,8-1,0 mg 'dır (Çelikoyar, 1988).

C Vitamini

Askorbik asit veya C vitamininin en önemli görevi bağ dokusu proteini olan kollajenlerin oluşumudur. Ayrıca trozin metabolizmasında rolü vardır, demiri indirgeyerek emilimini kolaylaştırır. Besinlerde C vitamini kaynakları sebze ve meyvelerdir. Bunlardan portakal, mandalina, limon, greyfurt C vitamininden zengindir, karışık salata veya domates iyi kaynaklardandır. Yetersizliğinde önce yorgunluk, iştah azalması daha sonra da sırası ile büyümede duraklama, anemi, enfeksiyonlara karşı direncin azalması, diş etlerinin şişmesi ve kanaması, ateş, kemiklere kırılmalarla belirlenen skorbüt hastalığı görülmektedir. 2-6 yaş grubunda günlük gereksinim 45 mg'dır (Çelikoyar, 1988).

Su

Su tek başına insan vücudunun en büyük kitlesidir, hücresel yenilenme ve aynı zamanda hayat için de gereklidir. Toplam su tüketimindeki bir azalma genelde bazı kronik hastalıklarla özdeşleştirilmektedir. Böylece, su için bir asgari seviyede yeterli uygun tüketim (AL) belirlenmiştir ve bunun amacı susuzluğun yıkıcı etkisinin (başlıca akut) engellenmesidir. Toplam su tüketiminin %80'i su içmeden ve diğer %20'si ise meşrubatlardan gelir. Vücut suyundaki eksiklik sık sık ortaya çıkabilir. Bunun sebebi eksik su tüketimi veya fiziki hareketlilik sonunda artan su kaybı ve çevresel etmenler (ısı) olabilir (Institute of Medicine, 2005).

1-6 Yaş Çocuğunun Genel Dengeli Beslenme Listesi

- Her gün en az 2 su bardağı süt veya yoğurt verilmelidir. Çünkü bu besinler kemik gelişimi İçin önemli olan kalsiyum'un en iyi kaynağıdır. İki kibrit kutusu peynirde bir bardak sütteki kadar kalsiyum vardır.

- Vücutta kan yapımında görevli olan demirin en iyi kaynağı olan tavuk, balık, yumurta ve kuru baklagillerin bir veya bir kaçından en az iki porsiyon bulunmalıdır. Yumurta, düzenli et yiyen çocuklara gün aşırı, diğerlerine her gün verilebilir. Yumurta rafadan veya katı pişmiş olarak sandviç içinde veya omlet şeklinde de tüketilebilir. 1 porsiyon et = 2 köfte veya 5 silme yemek kaşığı kuru baklagil (mercimek, bakla, kuru fasulye).

- Meyve ve sebzeler; vitaminler açısından zengindir, ayrıca kalsiyum ve demir emilimine de yardımcıdır. Bu yaşta çocuklara 5 porsiyon sebze ve meyve verilmelidir. Ancak çocuklar özellikle sebzeler konusunda çok seçicidir. Bu nedenle sebzelerin çorbalar, pilav, makarna, börek ve köfteler içine doğrudan konması veya yine pilav, makarna, köfte yanında ek olarak verilmesi sebzelerin daha zevkli ve kolay yenmesini sağlayabilir. Meyvelerin kabuklu olarak yenmesi bu yaş grubunda sık rastlanan kabızlık sorununun önlenmesine yardımcı olur.

1 porsiyon sebze = 5-6 silme yemek kaşığı sebze yemeği

1 porsiyon meyve = 1 orta boy meyve = 5/4 su bardağı meyve suyu

- Vücudun esas enerji kaynağı olan ekmek ve diğer unlu nişastalı yiyeceklerde günde en az 6 porsiyon yenmesi gerekmektedir. Belirlenen bu miktarın 3 porsiyonu 3 dilim ekmek, diğerleri çorba, pilav, makarna.'patates, börek vb. şeklinde verilebilir. 1 porsiyon = 5-6 silme yemek kaşığı pilav/makarna veya 1 dilim ekmek. Çocuklara mümkün olduğu kadar erken dönemde kendi kendilerine çatal-kaşık kullanarak yemeleri öğretilmelidir. İlk 3 yaşta çocuklarda çiğneme ve yutma işlevlerinin gelişimi tamamlanmamıştır. Bu nedenle besinler yumuşak bir şekilde verilmelidir. Sert ve taneli besinler kolayca soluk borusuna kaçarak boğulmaya yol açabileceği için verilmemelidir. Fındık, fıstık, kabak ve ay çekirdeği ve kuru baklagiller solunum yollarına en sık kaçan maddelerdir (Özçelik ve ark, 1994).

Her çeşit şeker çocuklara sık verilmemesi gereken yiyeceklerdendir. Yemek aralarında çocuğa şeker vermek, iştahını kapatarak yetersiz beslenmesine yol açtığı gibi ileride görülen diş çürüklerinin de önde gelen nedenidir. Bu dönemde çocuklar ağız ve diş sağlığı konusunda eğitilmelidirler. 1.5-2 yaşma gelen her çocuk bir diş fırçasına sahip olmalıdır. Bu yaşta henüz diş macununa gerek yoktur. Diş macunu kullanmaya 3. yaştan sonra başlanabilir (Özcebe, 2005- Özçelik ve ark, 1994).

Günlük Mönü Örnekleri

2-3 Yaş Arası İçin Günlük Mönü Örneği (Berdanier, 2008).

Kahvaltı

- ¾ su bardağı süt (150 ml)
- 1 yumurta veya 1 kibrit kutusu peynir
- 3-4 adet zeytin (çekirdeği çıkarılmış)
- 1-2 tatlı kaşığı reçel, pekmez, bal, fındık ezmesi (birisi)
- 1 ince dilim ekmek
- birkaç dilim domates veya mandalina

Öğle

- 2-3 yemek kaşığı etsiz kuru fasulye
- 2-3 yemek kaşığı dolusu bulgur pilavı
- yarım kâse yoğurt(100ml)

İkindi

- 1 orta boy meyve veya
- bir ince dilim kek

Akşam

- 3-4 yemek kaşığı (1 kepçe) sebzeli tavuk
- 1 dilim ekmek
- sütlü tatlı (150 ml)

4-6 Yaş Arası İçin Günlük Mönü Örneği (Bowne, 2009).

Kahvaltı

- 1 su bardağı süt (200 ml)
- 1 yumurta veya 1 kibrit kutusu kadar peynir
- 1-2 tatlı kaşığı reçel, bal, pekmez, fındık ezmesi (birisi)
- 4-5 adet zeytin
- 1 orta dilim ekmek
- birkaç dilim domates veya mandalina

Öğle

- 2 orta dilim kıymalı börek
- 2-3 yemek kaşığı (2/3 kepçe) zeytinyağlı sebze yemeği
- bir su bardağı ayran(200 ml)

İkindi

- 1 su bardağı meyve suyu (taze sıkılmış)
- 1-2 adet kurabiye

Akşam

- 2 adet etli biber dolma
- 1 kâse yoğurt (200ml)
- 1 küçük boy meyve

BÖLÜM III.

BESLENME VE MALNUTRİSYON

2-6 Yaş Arası Çocukların Beslenme Sorunları

Fazla Beslenme ve Obezite

Gelişmiş ülkelerin çocukluk dönemi beslenme bozukluklarının önemli bir kısmını oluşturan obezite (şişmanlık), vücutta aşırı yağ depolanması sonucu ortaya çıkar. Erişkin yaşa yansır ve birçok medikal sorunla birlikte seyreder (Garibağaoğlu, 1992). Fiziksel ve ruhsal sorunlara neden olan vücutta aşırı yağ depolanması ile ortaya çıkan enerji metabolizması bozukluğu olarak tanımlanan obezite, bir hastalık değil bir semptomlar kompleksidir. Normal ağırlıktaki bebek ve çocuklarda adipoz doku (yağ hücresi) boyutlarındaki artışlar yaşamın ilk yılı süresince adiposit kitlesindeki artışın önemli bir bölümünü oluşturur (Brabin ve ark, 2003).

Yetersiz Beslenme ve Malnutrisyon

Malnutrisyon, alınan besin miktarının yetersizliği veya dengesizliği ya da emilim ve kullanımındaki bozukluklarla ilişkili her türlü beslenme bozukluğu olarak tanımlanmaktadır. Sürekli büyüyen ve gelişen bir organizmaya sahip olan çocuklarda beslenme dolayısı ile malnutrisyon özel önem taşımaktadır (Sachs, 2005).

Malnutrisyon en genel tanımı ile yetersiz ve dengesiz beslenme sonucunda ortaya çıkan klinik bir tablodur. Bu tablo, özellikle geri kalmış ve gelişmekte olan ülkelerde önemli bir toplum sağlığı problemi olup en fazla çocukluk yaş grubunu etkilemektedir (Çelikoyar, 1998).

Malnutrisyon, sadece yetersiz ve bilinçsiz beslenme durumunda karşılaştığımız bir hastalık tablosu değil, çeşitli primer ve sekonder faktörlerin neden olduğu semptomlar kompleksidir. Protein Enerji Malnutrisyonu (PEM), gelişmekte olan ülkelerin en yaygın çocuk sağlığı sorunudur. Bu ülkelerde yaşanan sosyal ve ekonomik sıkıntılar, eğitim problemleri, gıda üretimi ve tüketiminde yaşanan problemlerin kümülatif etkisi kronik açlık olarak topluma yansımakta ve bu durumdan en çok etkilenen ise toplumun duyarlı kesimi olan çocuklar olmaktadır (Altınkaynak, 2002).

Yetersiz ve dengesiz beslenmenin, insanın çalışma, planlama ve yaratma yeteneğini de düşürdüğü varsayılmaktadır. Yetersiz ve dengesiz beslenme sonucu, zihnen ve bedenen iyi gelişmemiş, yorgun, isteksiz ve hasta bireyler, toplum için bir güç ve kuvvet olmamakla birlikte, bir yük olabilir (Baysal, 2000).

Ülkemizde 0-5 yaş grubu çocuklarda görülen en önemli beslenme sorunları protein- enerji malnutrisyonu, raşitizm, anemi ve diş çürükleridir. Bu yaş grubu çocuklarda meydana gelen ölümlerin yarısından çoğu malnutrisyon ve bu hastalık nedeniyle ağır seyreden enfeksiyon hastalıklarına bağlıdır (Tunçbilek, 1998).

Malnutrisyon üç şekildedir:

1. Marasmus

2. Marasmik- Kuwashiorkor

3. Kuwashiorkor

Marasmus: Esas olarak kalori eksikliği sonucu görülür. Ancak, kalori eksikliği yanı sıra protein ve diğer besin öğelerinin eksikliği de vardır. Çocuk kendi yaşı için verilen standardın çok altındadır. Kaşektik (zayıf) görünümdedir Bunlar genellikle, ya çok erken anne sütünden kesilmiş veya çok uzun süre anne sütü ile beslenmişlerdir. Diğer yiyecekler yeterince verilmemiştir. Çocuklar uzun süren enfeksiyonlar geçirmiş olabilirler. Özellikle uzun devam eden gastroenteritler başlıca nedendir. Gastroenterit geliştikten sonra oluşan sekonder laktoz entoleransı (ikincil süt şekeri toleranssızlığı) nedeniyle bebekler sütten yararlanmaları da engellenmektedir. Marasmik bebeklerin yüzleri ihtiyar görünümündedir. Ödem yoktur.

Kuvaşiorkor (kwashiorkor): Kalorisi yeterli fakat proteinsiz diyetle beslenen çocukların hastalığıdır, saf veya safa yakın karbonhidratla beslenen çocuklarda görülür. Büyüme ve gelişme durmuştur. Kandaki albümin ve serbest amino asitler azalmıştır. En önemli belirti ödemdir.

Marasmik kuvaşiorkor: Her ikisinin de belirtisinin bir arada görüldüğü durumdur. Genelde ülkemizde görülen budur.

Malnutrisyon Durumunu Etkileyen Faktörler ve Nedenleri

Malnutrisyonun nedenlerinden birisi yetersiz miktarda besin alınmasıdır. Yiyecek alışkanlıkları, alım gücünün az olması gibi sosyoekonomik ve kültürel faktörlerin yanı sıra anne sütünün yetersiz süre alınması, ek gıdalara geç veya yanlış başlanması, bebek ya da çocuğun aldığı besin miktarının yeterli olmasına karşın çeşitli bağırsak hastalıkları nedeniyle besin kullanımının yetersiz olması, akut enfeksiyon ve benzeri nedenlerle besin gereksiniminin artmış olması ve düşük doğum ağırlığı gibi diğer faktörler de Malnutrisyon için risk faktörüdür. Altınkaynak ve arkadaşlarının yaptığı çalışmada baba eğitim düzeyi azaldıkça Malnutrisyon derecesinin arttığı görülmüştür (Altınkaynak, 2002).

Ülkemizde 5 yaş altı çocuklarda malnutrisyonun sık olduğu ve malnutrisyonu hazırlayan etkenler arasında anne sütü alım süresinin az olması ile inek sütüne erken başlamanın yer aldığı saptanmıştır (Brabin, 2003).

Toplumumuzun beslenme durumunu yönlendiren başlıca etmenlerden birisi de, bireylerin ekonomik göstergesi, yani satın alma gücüdür. Bir araştırmada ekonomik durumu iyi olan ailelerin çocuklarına % 24.2 oranında malnutrisyona rastlanırken, ekonomik durumu kötü olan ailelerde bu oranın %53.7 olduğu ortaya çıkmıştır (Tunçbilek, 1998-Garibağaoğlu, 1992).

Ailelerin ekonomik durumu ile çocuklarda Malnutrisyon görülme sıklığı arasında sıkı bir ilişki vardır. Çünkü gelir düzeyi düştükçe ailelerin beslenmeye ayırdıkları para azalmakta ve gelir içindeki oranı da yükselmektedir. Bu durum aileleri fiyatı ucuz, kalitesi düşük ve beslenme değeri iyi olmayan gıda maddelerini almaya yönlendirmektedir. Bunun sonucu olarak, sürekli büyüme ve gelişme içinde olan çocukların beslenme- sağlık durumları olumsuz yönde etkilenecektir (Tunçbilek, 1998)

Malnutrisyonun Türkiye ve Dünyadaki Sıklığı

Protein Enerji Malnutrisyonu (PEM) gelişmekte olan ülkelerin en yaygın sağlık sorunlarından biridir ve daha çok 6 ay ile 5 yaş arasındaki çocuklar etkilenmektedir. Ağır PEM formları çocukluk yaş grubunda %2-3 oranında görülebilir. Türkiye'de beş yaş altı çocukların %10'unda Malnutrisyon geliştiği bildirilmektedir. Yapılan diğer bir araştırmada ise Doğu Anadolu Bölgesi'ndeki çocukların %30'unda Malnutrisyon geliştiği, ayrıca bu çocuklarda %3 oranında ağır tip Malnutrisyon olduğu saptanmıştır. Dünya Sağlık Örgütü'nün raporlarına göre halen dünyada 300-500 milyon kişi yeterli besin alamamakta, 1.5 milyar insan da dengeli beslenmeden yoksun bulunmaktadır (Garibağaoğlu, 1992 - Tunçbilek, 1998).

Gelişmekte olan ülkelerdeki yaşa ve boya göre

değerlendirildiklerinde, malnutrisyonlu olan çocukların prevalansı %5 ile arasında değişmektedir. Birçok ülkede bu prevalans 3 aylıkken artmaya başlar ve 3 yaş civarında, artışta azalma görülür ve plato çizer. Dolayısı ile yüksek prevalansın olduğu yerlerde bu ölçütün yorumlanması yaşa göre değişiklikler gösterir. Şöyle ki, 3 yaşın altında tespit edilen gerilik, çocuğun halen büyümesinde sorun olduğunu gösterirken, 3 yaşından sonraki düşüklük çocuğun büyümekte geri kaldığı şeklinde yorumlanabilir. Bu yüzden 3 yaş sonrası çocukların normal fiziksel gelişimlerini yakalaması oldukça zordur. Boydaki düşüklükler uzun dönemli bir sürecin sonucu olduğundan "kronik Malnutrisyon" terimi genelde bu grubu tanımlamaktadır (Sachs, 2005).

Malnutrisyon, gelişmekte olan ülkelerde her üç çocuktan birinin zihinsel ve bedensel gelişimini engellemektedir. Ayrıca, gelişmekte olan ülkelerde 5 yaş altındaki çocukların % 12'si akut Malnutrisyon-lu, % 40'ı da kronik malnutrisyondur (Altınkaynak, 2002). Sonuçta malnutrisyon, her yıl 12 milyon olan 5 yaş altı çocuk ölümlerinin yaklaşık 6 milyonunun nedeni olmaktadır (Garibağaoğlu, 1992)

Malnutrisyonun Tedavisi

Hafif ve orta PEM vakalarının tedavisi hastaneye yatırılmadan, ayaktan veya yarı ayaktan (çocuk annesi ile birlikte gündüzleri gözlemde tutularak ve anneye eğitim yapılarak) yapılır. Bu vakalarda doğrudan besi tedavisine geçilir. Amaç çocuğun yaşına uygun bir diyet almasını sağlamak ve enfeksiyonlardan korunmasına yardımcı olmaktır.

Ağır ve komplikasyonlu vakalar hastane tedavisini gerektirir.

Diyet Tedavisi

Dehidratasyonu düzeltilen hasta için malnutrisyonunun derecesi göz önünde bulundurularak bir diyet planı yapılmalıdır. Amaç, hastanın hızlı kilo almasını sağlayarak vücut ağırlığı yönünden açığını düzeltmektir. Hastanın tolere etmesine ve malnutrisyonunun şiddetine göre verilecek protein ve enerji miktarları sırasıyla 1-3 gr/kg/gün ve 100-200 Kcal/kg/gün arasında değişmektedir. Diyet tedavisine başlandığı sırada özellikle Kwashiorkorlu hastalarda sıklıkla karşılaşılan bir komplikasyon, anoreksiadır. Bu gibi hastalarda tavsiye edilen miktarların en azı ile tedaviye başlanmalı ve hastanın ağızdan alış sıklığı ve miktarlarına göre düzenleme yapılmalıdır. İnatçı anoreksia vakalarında hasta ağızdan beslenmeyi tolere edinceye kadar nazogastrik tüple beslenme yapılmalıdır. Hastanın günlük enerji gereksiniminin karşılanmasına büyük önem verilmelidir. Alınan proteinin amaçlandığı şekilde doku yapımında kullanılabilmesi için bu gereklidir. Aksi takdirde, alınan protein, enerji sağlanması yönünde kullanılır. Kusma ve ishale yol açmadan, protein ve enerji ihtiyacının karşılanması düşünüldüğünden, hacim, protein ve enerji açısından hasta birden yüklenmemelidir (Bilgel, 1997 - Khor, 2003).

Malnutrisyona Eşlik Eden Komplikasyonlar

- Dehidratasyon (hafif, orta yada ağır)
- Enfeksiyonlar (solunum yolu enf., İYE, sepsis)
- Anemi
- Hipoglisemi
- Hipotermi
- Devamlı yada tekrarlayan ishal
- Cilt ve mukoza lezyonları
- Vitamin yetersizlikleri
- Anoksi

PEM' e eşlik eden komplikasyonlar düşünülerek hastanın öyküsü alınırken daha önce aldığı gıda ve sıvı miktarı, kusma, ishalin varlığı, süresi, görülme sıklığı, ateşin olup olmadığı, solunum güçlüğü, idrar miktarı, son idrarını ne zaman yaptığı, dalgınlık, iştah kaybının olup olmadığı sorgulanmalıdır (Khor, 2003).

Malnutrisyondan Korunma

Koruyucu önlemler, uygulandığı döneme, uygulamanın yaygınlığına ve uygulanan yöntemin etkinliğine göre değişik derecede yararlı olurlar. Prepatojen dönemde koruyucu önlemler almaya genel olarak birincil koruma (primer koruma) adı verilir. Hastalık olgusu belirginleşmeye başlar başlamaz, başka bir deyişle patojen dönemin başlangıcında, erken tanı ve tedaviyle ikincil koruma (sekonder koruma) yapılabilir.

Birincil Koruma

Birincil korumada riskli gruplara öncelik verilmelidir. Malnutrisyon gelişmesi açısından riskli gruplar şu şekilde sıralanabilir;

- Çoğunlukla okul öncesi çağda olanlar
- Yeterli ve dengeli beslenmeyenler
- Doğumdan sonra 6. ayda ek gıdalara başlanmayanlar
- 6.aydan sonra sadece anne sütü ile beslenmeye devam edilen bebekler
- Uygun cins ve miktarda ek gıda alamayanlar
- Sık sık hastalanan ve hastalığı uzun süren çocuklar
- Doğuştan sindirim sistemi bozuklukları olanlar
- Barsak parazitleri olanlar

Malnutrisyon, kolayca önlenebilecek bir hastalıktır. Bireysel düzeyde PEM'den korunma çocuğa nutrisyonel gereksinimlerini karşılayacak şekilde uygun bir diyetin sağlanması, çocuğun infeksiyonlardan ve özellikle ishalden korunması ile sağlanabilir. Bu durum PEM'in toplumsal veya milli düzeyde bir halk sağlığı problemi olarak ele alınmasını ve multidisipliner yönleriyle bu durumun epidemiyolojisinin açıkça anlaşılmasını gerektirir. Bir bölgedeki PEM'in yaygınlığı medikal problemden çok sosyal bir problemdir. Besin üretiminin ekonomik, tarımsal yönleri, besinlerin elde edilebilirliği ve bunların yanı sıra popülâsyonda gıda tüketimini belirleyen kültürel faktörlerin dikkate alınması gerekir. Çevrenin hijyen koşulları, toplumun sağlık bilgisi, sağlık hizmetlerinin nitelik ve niceliği de PEM epidemiyolojisini etkileyen faktörlerdir (Garibağaoğlu, 1992 - Bowne, 2009).

İkincil Koruma

Malnutrisyonlu çocuklar erken dönemde tespit edilip, hemen tedavi altına alınmalıdır. Erken dönemde teşhis edilen çocuklarda hastalığın seyrinde düzelme ve mortalitede azalma görülmektedir (Bilgel, 1997 - McConahy, 2004).

Çocuklar arasında malnutrisyona bağlı ölüm oranları çoğu ülkede azalmakla beraber ülkeler arasında ve ülkelerin kendi içlerinde yoksullukla ilintili olarak büyük farklılıklar göstermektedir. Bu yüzden kanıta dayalı, geniş ve çok yönlü programlara ihtiyaç duyulmaktadır (Öktenli, 2006).

Üçüncül Koruma

Hastalığın kalıcı izler ve sakatlıklar bırakacak duruma geldiği dönemlerde, rehabilitasyon çalışmaları ile üçüncül koruma (tersiyer koruma) sağlanabilmektedir. Bu durumda, Medikal rehabilitasyon ve Sosyal rehabilitasyon uygulanmaktadır (Pehlivanoğlu, 2002).

İlgili Araştırmalar

Hendy (1999), 64 okul öncesi çocukla yaptığı araştırmada, çocuklara öğle yemeklerinde farklı sebze ve meyve yemeleri için seçenekler sunmuştur. İstenilen davranış gerçekleştiğinde çocuklara ödül vermiş, çocukların yemek yemesi için ısrar etmiş, öğretmenin model olmasını sağlamıştır. Sonuç olarak çocuklara farklı yemek seçenekleri sunmanın ve çocukları ödüllendirmenin diğer girişimlerden daha etkili olduğunu gözlemlemiştir. Hendy, çocukları tatlı ile ödüllendirmeye gerek olmadığını, çünkü ucuz ve besleyici yemek seçeneklerini çocuklara sunma alternatifinin daha iyi olduğunu söylemektedir.

Kaya (1999), tarafından yapılan çalışmada "Ana-baba eğitimi destekli beslenme eğitiminin 3–6 yaş çocukların beslenme bilgisi ve davranışlara etkisi" araştırılmıştır. Kaya araştırmasında, deney ve kontrol grubu çocuklarında kendi başına yemek yeme davranışının eğitim öncesinde düşük düzeylerde olduğunu, eğitim sonunda ise her iki grupta da kendi başına yemek yeme alışkanlığının %90'ı geçtiğini bulmuştur. Eğitim öncesinde sevdiği yemekleri arkadaşları ile yeme durumunun ise, eğitim sonunda tamamen ortadan kaybolduğunu belirtmiştir. Eğitim öncesinde her iki grupta da çocukların çoğunluğunun günde üç öğün yemek yediği, eğitim sonrasında da her iki grupta artış olduğu belirlenmiştir. Deney grubu çocuklarda eğitim öncesi üç öğün yemek yiyenlerin oranı %52, kontrol grubunda %60; eğitim sonrasında ise üç öğün yemek yiyenlerin oranı deney grubunda %76, kontrol grubunda %84 olarak bulunmuş, ancak istatiksel bir fark ortaya çıkmamıştır.

Baykan vd. (1992), Türkiye'de elverişsiz yörelerde yaşayan annelerin çocuk beslenmesi uygulamaları üzerine yaptıkları çalışmada; 8 ilde (Adana, Ankara, Erzurum, Diyarbakır, İstanbul, İzmir, Konya ve Samsun) gecekondu ve köylerde 0-72 ay arası 2064'ü kız, 1995'i erkek olmak üzere toplam 4059 çocuğu araştırma kapsamına almışlardır. Türkiye genelinde araştırma kapsamına alınan çocukların % 84.3'üne ağız sütü verilirken, % 15.7'sine verilmediği belirlenmiş, ek besinler içinde en fazla meyve suyunun verildiği (erkek ve kız çocuklarında % 28.0 ve % 28.4 oranları ile) bulunmuştur. İki yaşındaki kız çocuklarının % 31.2'si, erkek çocuklarının % 26.0'sı anne sütü almaya devam ederken, altı yaşın altındaki kız çocuklarının
% 7.0'i, erkek çocuklarının % 11.1'inin hala anne sütü aldıkları belirlenmiştir.

Bulduk ve Şanlıer (1992), farklı sosyo ekonomik düzeydeki annelerin eğitim düzeylerinin çocuk beslenmesi uygulamalarına etkileri üzerinde yaptıkları araştırmada alt, orta, ve üst sosyo ekonomik düzeyde toplam 1890 anneyi araştırmaya dahil etmişlerdir. Araştırma sonucunda sosyo ekonomik düzey yükseldikçe 13-36 aylık çocuklarda hazır mama (ticari) kullanma oranı yükselirken, sosyo ekonomik düzey düştükçe yalnız yemek suyu ve çay verme oranı da yüksek bulunmuştur. Annelerin çocuklarına ağız sütü verme oranının sosyo ekonomik düzey yükseldikçe arttığı, her üç sosyo ekonomik düzeydeki annelerin hepsinin bir yaşından sonra evde pişen yemekleri çocuklarına da yedirdikleri saptanmıştır.

Çocuklarda Protein Enerji Malnutrisyonu (PEM)

Beslenme, anne karnında başlayıp, bebeklik, çocukluk, ergenlik, yetişkinlik ve yaşlılığı da içine alan yaşam sürecinde, fiziksel gelişim, zihinsel gelişim, üretkenlik ve sağlığın korunması için makro ve mikro besin öğelerinin gereksinim kadar alınmasıdır. İyi beslenme insan yaşamının temel gereksinimidir, bireysel ve toplumsal gelişim için elzemdir (Bowne, 2009). Malnutrisyon, vücudun büyümeyi sürdürme, doku yapım ve onarımı, bazı özel fonksiyonlar için gerekli olan besin öğeleri ve enerji alımındaki hücresel dengesizliktir (Berdanier, 2008). Malnutrisyon, sadece makro besin öğelerinin alımındaki azalma ile görülen protein ve enerji yetersizliği değil aynı zamanda mikro besin öğelerinin yetersizliğini de içine alan önemli bir yetersizlik sendromudur (Newman, 1992 - Wardle, 2003).

Dünya Sağlık Örgütü (DSÖ), PEM'i; en çok çocuklarda görülen, sıkça enfeksiyonların eşlik ettiği, temelinde enerji ve protein alımındaki yetersizlikler sonucu oluşan patolojik bir tablo olarak tanımlamaktadır. Enerji ve protein yetersizliği birbiri ile çok yakından ilişkilidir. Enerji yetersiz alındığında proteinler, vücut protein sentezinde kullanılmaktan çok enerji kaynağı olarak kullanılacağı için bu besin öğesinde de yetersizlik oluşacaktır. Benzer şekilde protein/enerji oranı düşük diyetlerde enerji alımı yeterli olsa bile protein yetersizliği oluşabilmektedir. PEM'in en belirgin özelliği daha çok bebek ve çocuklarda görülmesine rağmen, her yaşta ve her ülkede farklı koşullara (çevresel, fizyolojik, sosyokültürel faklılıklar (vb.) bağlı olarak görülebilmektedir. Yetişkinlerde PEM genellikle sekonder nedenlerle ortaya çıkmakta ve çocuklara göre daha hafif seyretmektedir (Wardle, 2003).

Çocukların yetişkinlere göre vücut kütleleri başına daha fazla enerjiye ihtiyaçları vardır ve enerji depoları daha azdır. Bu fazla ihtiyaçlarla beraber çocukların büyüme için de daha fazla enerji ve proteine gereksinimi olduğu düşünülürse bu durum çocukları Malnutrisyon açısından yüksek riskli gruba sokmaktadır (Rolls, 2000).

Malnutrisyonun hem çocuklarda hem de yetişkinlerde artmış mortalite ve morbidite ile ilgili olduğu bildirilmiştir. Ayrıca immün sistemin zayıflamasından dolayı enfeksiyon riskini arttırmakta, kanamaların artmasına ve yaraların geç iyileşmesine, bağırsak fonksiyonlarının azalmasına, ventilasyon cihazına bağlı kalma süresinin uzamasına ve uzun süre hastanede kalmaya neden olmaktadır (Birch, 2003 - McConahy, 2004).

Protein Enerji Malnutrisyonunun Prevalansı

Dünyada gelişmekte olan ülkeler sınıflaması içerisinde yer alan ülkemizde PEM, özellikle 5 yaş ve altındaki çocuklarda önemli bir sağlık sorunudur. Bölgesel olarak görülme durumu farklılık gösterirken, aynı bölge içinde kırsal ve kentsel özelliklere bağlı olarak dağılımı değişebilmektedir. Türkiye Ulusal Sağlık ve Beslenme Araştırmalarında (1974 ve 1984) Doğu ve Güney Doğu Anadolu Bölgelerinde Malnutrisyon görülme oranının iki kat daha fazla olduğu, 5 yaş altı çocukların %11'inin hafif-orta PEM, %0.9'unun ise ağır PEM'li olduğu bildirilmiştir (Henry, 2004 - Adams, 2009 - Çıtak, 1999- Devecioğlu, 2000)

Protein Enerji Malnutrisyonunun Nedenleri

Gelişmekte olan ülkelerde PEM'in primer nedeni besin alımındaki yetersizliktir. Yetersiz ve dengesiz beslenme (beslenme bilgi yetersizlikleri, az gelişmişliğe bağlı besin üretiminde yetersizlikler, doğal afetler, savaş vb. nedenlerle oluşan besin yetersizlikleri, kıtlık, yanlış beslenme alışkanlıkları, düşük sosyo-ekonomik düzeye bağlı olarak gelişen olumsuz çevre koşulları, hijyenik olmayan besin tüketimi vb.), aile yapısı ve sosyal çevre, enfeksiyonlar, ishaller ve kusma PEM'in temel nedenleridir. PEM, yiyecek alımındaki azalma, besin öğelerinin emilimi ve kullanımındaki yetersizlikler, artmış besin öğesi gereksinmeleri ve besin öğelerindeki kayıpların artışına neden olan hastalıkların sonucu sekonder olarak da gelişebilmektedir. Tekrarlayan enfeksiyonlar, kronik hastalıklar, spesifik besin öğesi yetersizlikleri (A vitamini, E vitamini, çinko, demir, iyot) vücut doku kayıplarını arttıran durumlar PEM oluşumuna katkıda bulunurlar. Gastrointestinal sistem hastalıkları ve bunlara bağlı gelişen emilim bozuklukları, metabolizma ve endokrin sistem hastalıkları, böbrek, dolaşım, kalp ve sinir sistemi hastalıkları, büyüme-gelişme, travma gibi artan besin öğeleri gereksinmeleri, besin alerjileri, kalıtımsal metabolik hastalıklar, prematüre doğum, düşük doğum ağırlığı ve mental retardasyon gibi durumlarda sekonder Malnutrisyon gelişebilir (Wardle, 2003).

Yoksulluk, Malnutrisyon ve Malnutrisyona neden olabilecek durumların en önemlisidir. PEM ve diğer mikro besin öğelerinin eksikliğinin gelişimi birçok faktöre dayanır; politik ve ekonomik durum, eğitim seviyesi, hijyen ve sanitasyon bilgisi, mevsim koşulları, besin üretiminin kalitesi, kültürel ve dinsel inanışlar, anne sütü alıp almama durumu, enfeksiyon hastalıklarının prevelansı, sağlık kuruluşlarının erişilebilirliği gibi faktörler Malnutrisyonun oluşumu ve şiddetinin değişmesinde etkendir (Navia, 2000 - Sencer, 1991 - Kayserili, 2005 - Pek, 2004)

Gelişmiş ülkelerde PEM; genellikle bir hastalığa (kanser, AIDS, kistik fibrozis veya katabolik periyodu içeren majör ameliyatlar ve travmalar sonucu) bağlı olarak ortaya çıkmaktadır. Gelişmekte olan ülkelerde ise bakteri ve parazitlerden kaynaklanan enfeksiyon hastalıkları Malnutrisyonun gelişmesine neden olmaktadır (Keskin,2000-Neyzi, 2002). Diğer taraftan Malnutrisyon, hastalıkların komplikasyonlarını ve şiddetini arttırmaktadır (Yiğit, 2002).

Protein Enerji Malnutrisyonunun Sınıflaması

PEM sınıflamasında yaşa göre beklenen vücut ağırlığı ve boy uzunluğu ölçümlerinin referans değerlerle karşılaştırılması esas alınarak yapılmış birçok sınıflama bulunmaktadır. Genel olarak PEM 3 grupta incelenmektedir. Bunlar;

1. Hafif PEM
2. Orta PEM
3. Ağır PEM' dir.

Ağır PEM ise; marasmus (kuru, ince, kavruk), kuvaşiorkor (yaş, ödemli, şiş), marasmik kuvaşiorkor olarak 3 grup altında yer almaktadır.

Ağır PEM'in spesifik klinik bulguları nedeni ile tanımlanması hafif ve orta PEM'e göre daha kolaydır. Hafif ve orta PEM en sık karşılaşılan Malnutrisyon şekli olmasına karşın bulguları bir başka hastalığın içerisinde tanımlanamadan atlanabilmektedir. Bu nedenle hafif ve orta

PEM'in belirlenmesi ve tanımlanması halk sağlığı açısından önemlidir (Wardle, 2003- Yalçın, 2003).

Marasmusta; enerji ve diğer besin öğelerinin eksik alımından dolayı subkutan yağ ve kas dokusunda kayıplar vardır (Neyzi, 2002). Protein alımındaki yetersizliğe göre enerji alımındaki yetersizlik ön plandadır (Aslan, 2004). Klinik görüntüde; üçgen yüz, primer veya sekonder amenore, karın şişliği (muskular hipotoniden dolayı), anal ve rektal sarkma (perianal yağ dokusunun kaybından dolayı) bulunur (Neyzi, 2002). Deri rengi soluktur, turgor giderek azalır, yüz buruşuk, şakaklar ve gözler çöküktür, saçlar ince, seyrek ve cansızdır. Ödem yoktur, hipotermi, hipotansiyon, hipoglisemi ve dolaşım bozukluğuna eğilim vardır. Kuvaşiorkor, genellikle ödemle belirlenir. Ödem genellikle düşük serum albümini, artmış kortizon, aktif antidiüretik hormonun yetersizliği nedeniyle oluşmaktadır. Saç ve deri renginde değişiklikler, anemi, hepatomegali, letarji, ağır immün yetmezlik ve erken ölüm görülür (Özçelik ve ark, 1994). Enerji alımından çok protein alımındaki yetersizlik ön plandadır. Ödem kilo kaybını gizlemektedir. Karaciğerde yağlanma, hepatomegali, hipoalbuminemi, hipopotasemi mevcuttur (Aslan, 2004).

Malnutrisyonu tanımlamada Gomez (Wardle, 2003-Tunçbilek, 1998), Wellcome ve Waterlow (Köksal, 2000) gibi sınıflamalar kullanılmaktadır.

Gomez tarafından yapılan sınıflamada, Malnutrisyon, "hastanın ağırlığı/aynı yaştaki sağlıklı bir çocuğun (50. persentil) ağırlığı X 100" formülü ile yaşa göre ağırlığı; hafif, orta ve ağır olarak sınıflandırılmıştır (Wardle, 2003 - Tunçbilek, 1998).

Tablo- 2: Gomez Malnutrisyon Sınıflaması

Yaşa Göre Ağırlık	PEM Derecesi
> %90	Normal
%75 – 90	Hafif PEM(1. derece)
%60 – 74	Orta PEM (2. derece)
< %60	Ağır PEM (3. derece)

Kaynak: (Köksal, 2000)

Tablo-3: Wellcome Malnutrisyon Sınıflaması

Yaşa Göre Ağırlık	Ödem	Derece
% 80-60	(-)	Düşük ağırlıklı
(+)		Kuvaşiorkor
< %60	(-)	Marasmus
(+)		Marasmik Kuvaşiorkor

Kaynak: Köksal,2000

Waterlow sınıflamasında Malnutrisyon, yaşa göre boy uzunluğu ve boya göre vücut ağırlığı oranları kullanılarak "kavrukluk", "bodurluk", "kavrukluk+bodurluk" olarak 3 gruba ayrılmıştır. Kavrukluk, yaşa göre boy oranı normalken ağırlık kaybını ve akut beslenme yetersizliğini; bodurluk, boya göre ağırlık oranı normale yakınken yaşa göre boy kısalığını ve kronik beslenme yetersizliğini; kavrukluk+bodurluk ise her ikisinde de kayıp olmasını, yani kronik zeminde akut beslenme yetersizliğini göstermektedir (Köksal, 2000 - Khor, 2003- Wagstaff, 2004).

Tablo-4: Waterlow Malnutrisyon Sınıflaması

PEM Derecesi	Boya Göre Ağırlık	Yaşa Göre Boy
Normal	> %90	> %95
Hafif (1. derece)	%80 – 90	%90 - 95
Orta (2. derece)	%70 – 80	%85 - 90
Ağır (3. derece)	< %70	< %85

Kaynak: Köksal, 2000

Akut ve kronik Malnutrisyonu gruplara ayırarak inceleyen Waterlow sınıflaması çok sık kullanılmaktadır (Khor, 2003).

Protein Enerji Malnutrisyonu'nu (PEM) Saptama Yöntemleri

PEM'in saptanmasında birçok yöntem bulunmaktadır. Biyokimyasal bulgular ve antropometrik ölçümler malnutrisyon durumunu ve derecesini saptamada kullanılan güvenilir yöntemlerdir.

Hastanın öyküsü: Hastanın beslenme durumunun değerlendirilmesinde önem taşımaktadır. Klinik öykü ve fizik muayene (antropometrik ölçümler ve sistemleri muayenesi) ile laboratuar bulguları tanı koymada yardımcı olmaktadır. Hastanın öyküsü alınırken; prenatal ve neonatal öykü (prematüre doğum), emzirme, mama ve ek besinlere geçiş dönemi, akut ve kronik hastalıklar, besin alerjileri, kullanılan ilaçlar, diyetindeki farklılıklar, gastrointestinal sistem yakınmaları (bulantı, kusma, ishal vb.), son kilo değişikliği (son 2 hafta içinde istemsiz %10 kilo kaybı), aile (ebeveynlerin boy uzunluğu, kardeşlerin büyüme durumu) ve sosyo- ekonomik durum dikkate alınmalıdır (Aslan, 2004 - Öktenli, 2006).

Fiziki muayene: Deride turgorun azalması, derinin renginde değişiklikler, saçların renginde değişiklikler, onkotik basıncın azalmasına bağlı ödem, asit varlığı, karaciğer muayenesi fizik muayenede Malnutrisyonu saptamaya yönelik önemli bulgulardır (Aslan, 2004 - Öktenli, 2006).

Antropometrik Ölçümler: PEM saptanmasında en çok kullanılan yöntemlerdendir (Joosten, 2008). Bebek ve çocuklarda yaşa göre ağırlık, boya göre ağırlık ve yaşa göre boy uzunluğu büyümenin geriliğinin süresini ve özelliğinin belirlenmesinde tamamlayıcı ölçümlerdir. Boy uzunluğu, vücut ağırlığı, üst orta kol çevresi, baş çevresi, triseps ve subskapular deri kıvrım kalınlıkları ve beden kütle indeksi de Malnutrisyonun saptanmasında önemli ölçümlerdir (Wardle, 2003 - Öktenli, 2006).

Biyokimyasal Bulgular: Serum protein düzeyi, serum albumin/globulin oranı, serum prealbümin, transferin, retinol bağlayıcı protein, hemoglobin, hematokrit düzeyi, serum çinko, kalsiyum, magnezyum, bakır ve krom düzeyleri düşmüştür (Öktenli, 2006).

Gelişen Malnutrisyonun Hastalık ve Hastalık Şiddetine Etkileri

Malnutrisyon, hastalıkların ve hastalık komplikasyonlarının oluşmasına neden olmakta, hastalığın şiddetini arttırmaktadır (Yiğit, 2002). Barker ve Fall (Fomon, 1993), yetişkinlikte görülen birçok hastalığın temelinin çocukluk çağında atıldığını göstermiştir.

Bebeklikte kötü beslenme ve prematüre doğumların yetişkinlikte tip 2 diyabet, hipertansiyon ve kardiyovasküler hastalıkların riskini arttırdığı vurgulanmıştır. Malnutrisyon çocuk ölümlerinin başlıca nedenlerinden biridir. Malnutrisyonlu çocuğun öğrenme yeteneği az ve başarısı düşük olur. Malnutrisyonun oluşturduğu fiziksel büyüme geriliği kısmen tedavi ile giderilse de zihinsel gelişimdeki hasar geri dönüşlü değildir (Aslan,2004). Ağır malnutrisyonu olan birçok çocuğun, immun sistemlerinin bakterilerin, virüslerin ve mantarların yaptığı kemotaksi, opsonizasyon ve fagositoza yanıtı azaldığı için asemptomatik enfeksiyonlara yakalanma riski artmıştır. Baskılanan immün sistemde bu tip enfeksiyonlarda malnutrisyonlu çocukta ateş görülmemektedir. Bunun ise tanıyı koymayı güçleştirdiği bildirilmiştir (Neyzi, 2002).

Ağır PEM'in önemli bir göstergesi de karaciğer ve kalp gibi organların yağ dokusundaki dejenerasyondur. Ağır PEM'de özellikle ödem varsa, bu dejenerasyon kardiyak yetmezliğe neden olmaktadır (Waterlow, 1972). Eğer kardiyak yetmezlik doğrulanmamışsa, iyatrojenik olarak verilen sıvı ve sodyum kalp yetmezliğine neden olmaktadır. Ayrıca subkutan yağ dokusunun azalması vücudun termoregülasyonunu bozarak, su tutma kapasitesini azaltmaktadır (Waterlow, 1973-Müler, 2005 - Trowbridge, 1987). Sonuç olarak, Malnutrisyonlu çocuk diğerlerinden daha hızlı ve daha ağır dehidrate olabilir, hipotermiye ve hipoglisemiye girebilir. PEM'li çocukta ince bağırsak mukozasındaki atrofinin besinlerin emilimine engel olarak sindirim kapasitesini azalttığı bildirilmiştir (Müler, 2005).

BÖLÜM IV.

MATERYAL-METOT

Araştırmanın Türü

Araştırma, 2-5 yaş arası sağlıklı çocukların beslenme özellikleri ve aile etkileşimini araştırmak amacıyla tanımlayıcı ve analitik olarak planlanmıştır. Veriler başvuruya dayalı veri toplama tekniği ile elde edilmiştir.

Araştırmanın Yapıldığı Yer Ve Zaman

Araştırma; Şırnak ilinde Sağlık Bakanlığı'na bağlı kurumlardan elde edilen istatistiki verilere dayanmaktadır. Çalışmamız Eylül 2011 - Mayıs 2012 tarihleri arasında gerçekleştirilmiştir.

Araştırmanın Evreni Ve Örneklem

Çalışmanın evrenini Şırnak ilinde Sağlık Bakanlığı'na bağlı kurumlara muayeneye gelen 0-6 yaş okulöncesi dönem çocukları ile hamilelik döneminde olan kadın hastalar yer almaktadır (anne karnında beslenme bozukluğu tespiti için). Araştırmanın örneklem grubunu ise; hastaneye çeşitli hastalık belirtileri ile gelip tanısı beslenme ve beslenme bozukluğuna dayanan hastalar oluşturmaktadır.

Örneklem seçiminde;

- Çocuğun sağlam çocuk polikliniğine başvurması,
- Çocuğun 0-6 yaş grubunda olması,
- 72. aydan(7. yaştan) gün almamış olması,
- Kurumun iletişime açık olması ve hasta bilgi sisteminin geniş kapsamlı ve ulaşılabilir olması kriterleri göz önüne alınmıştır.

Verilerin Toplanmasında Kullanılan Araç Ve Gereç

Verilerin toplanmasında araştırmacı tarafından literatür bilgisi ışığında sağlık kurumlarında kabul edilen hastalar ve hastalık kodları (ICD kodu) tespit edilerek bu kodlardan sadece beslenme, malnutrisyon ve bu sebeplere dayalı rahatsızlık belirtilerinden kuruma gelen ve tanısı bu sebeplere bağlı hastalık grupları kullanılmıştır.

Veri Toplama Yöntemi

Veri toplama aşamasında; Veriler başvuruya dayalı veri toplama tekniği ile Şırnak ili'nde Sağlık Bakanlığı'na bağlı kurumlardan elde edilen istatistiki verilere dayanmaktadır. Çalışmamızda Eylül 2011-Mayıs 2012 tarihleri arasında gerçekleştirilmiştir. Bu kurumlardan elde edilen istatistiki verilerden çalışmamız tamamlanmıştır.

Verilerin Analizi

Çalışmada elde edilen bulgular değerlendirilirken, başvuruya dayalı veri toplama tekniği ile elde edilen istatistiksel veriler kurumlardan alındığı ham hali ile işlenerek (ICD kodları ve tanı grupları) aynen aktarılmıştır.

Araştırmanın Kısıtlılıkları

Araştırmada veri toplama sırasında şehir elektriğinin sürekli kesilmesi sistemin uzun süre açılamaması, bazı kurumlarda istatistik birimlerinin bilgi sistemleri olan hasta paket programlarını yeni kurması ya da ihale aşamasında olması bazı kurumlarda ise işleyişin çök yavaş olması çalışmamızda zaman zaman gecikmelere yol açmıştır.

Bazı hastanelerde ise verilerin sisteme daha tam olarak istediğimiz tarih aralıklarında yüklenmemiş olması verilere tam zamanında ulaşmamızı kısmen güçleştirmiştir.

BÖLÜM V.

BULGULAR

0-6 yaş arası (kısmen anne karnında) sağlıklı çocuklarda beslenme özellikleri ve bazı rahatsızlık şikâyetiyle sağlık kurumlarına başvuran beslenme alışkanlığı ve malnutrisyona dayalı tanı konmuş bu çocuk grubunu belirlemek amacıyla planlanan bu çalışmamızda veriler 2 bölümde ele alınmıştır. Bunlar;

- 0-6 yaş grubu çocukları,
- anne karnı (hamileler) şeklindedir.

Tablo-5: Hastalık ICD Kodları Ve Tanısı

Bölüm Adı	ICD	Tanı
Çocuk	E61	Beslenme Elementlerinin Eksikliği, Diğer
Fiziksel Tıp Ve Rehabilitasyon	E53.9	Vitamin B Eksikliği, Tanımlanmamış
Gastroentoloji	E56.8	Vitaminlerin Eksikliği, Diğer
Acil	E59	Diyette Selenyum Eksikliği
Nefroloji	E64	Malnütrisyon Ve Diğer Beslenme Eksikliklerinin
Çocuk	E61.1	Demir Eksikliği
Yeni Doğan Yoğun Bakım	E63	Beslenme Eksiklikleri, Diğer
Diyaliz	E66.9	Obezite, Tanımlanmamış
Plastik Cerrahi	E45	Protein-Enerji Malnutrisyonu Sonrası
Çocuk	E45	Protein-Enerji Malnutrisyonu Sonrası
Dermatoloji	E45	Protein-Enerji Malnutrisyonu Sonrası
Genel Cerrahi	E46	Protein-Enerji Malnutrisyonu, Tanımlanmamış

Çocuk	E55.0	Raşitizm, Aktif
Çocuk	E64.0	Protein-Enerji Malnutrisyonu Sekelleri
Acil Çocuk	E63	Beslenme Eksiklikleri, Diğer
Göğüs Hastalıkları	E64	Malnutrisyon Ve Diğer Beslenme Eksikliklerinin Sekeli
Dâhiliye	E64	Malnutrisyon Ve Diğer Beslenme Eksikliklerinin Sekeli
Çocuk	E66.8	Obezite, Diğer
Endokrinoloji	E66	Obezite
Çocuk	E66	Obezite
Çocuk	E56	Vitamin Eksiklikleri, Diğer
Çocuk Cerrahisi	E56	Vitamin Eksiklikleri, Diğer
Beyin Cerrahi	E64	Malnutrisyon Ve Diğer Beslenme Eksikliklerinin Sekeli
Nefroloji	E66	Obezite
Acil Çocuk	E45	Protein-Enerji Malnutrisyonu Sonrası
Göğüs Hastalıkları	E45	Protein-Enerji Malnutrisyonu Sonrası
Dâhiliye	E63.8	Beslenme Eksiklikleri Diğer, Tanımlanmış
Çocuk	E64	Malnutrisyon Ve Diğer Beslenme Eksikliklerinin Sekeli
Yoğun Bakım	E64	Malnutrisyon Ve Diğer Beslenme Eksikliklerinin Sekeli
Çocuk	E64.9	Beslenme Eksikliği Sekelleri, Tanımlanmamış
Dâhiliye	E66	Obezite
Dâhiliye	E66.9	Obezite, Tanımlanmamış
Çocuk Cerrahisi	E45	Protein-Enerji Malnutrisyonu Sonrası
Çocuk Cerrahisi	E46	Protein-Enerji Malnutrisyonu, Tanımlanmamış
Çocuk Cerrahisi	E61	Beslenme Elementlerinin Eksikliği, Diğer
Gastroentoloji	E61.1	Demir Eksikliği
Dâhiliye	E63	Beslenme Eksiklikleri, Diğer
Göğüs Cerrahisi	E64	Malnutrisyon Ve Diğer

Endokrinoloji	E66.0	Obezite, Aşırı Kaloriye Bağlı
Acil	E56	Vitamin Eksiklikleri, Diğer

Kaynak: Sağlık Bakanlığı, 2012.

Tablo-6: Beslenmeye Dayalı Hastalara Konulan Tanı Ve Sayısı

Bölüm Adı	ICD kodu	Tanı	Sayı
Çocuk	E61	Beslenme Elementlerinin Eksikliği, Diğer	1
Fiziksel Tıp Rehabilitasyon	E53.9	Vitamin B Eksikliği, Tanımlanmamış	1
Gastroentoloji	E56.8	Vitaminlerin Eksikliği, Diğer	1
Acil	E59	Diyette Selenyum Eksikliği	1
Nefroloji	E64	Malnutrisyon Ve Diğer Beslenme Eksikliklerinin Sekeli	1
Çocuk	E61.1	Demir Eksikliği	49
Yeni Doğan Yoğun Bakım	E63	Beslenme Eksiklikleri, Diğer	4
Diyaliz	E66.9	Obezite, Tanımlanmamış	1
Plastik Cerrahi	E45	Protein-Enerji Malnutrisyonu Sonrası	1
Çocuk	E45	Protein-Enerji Malnutrisyonu Sonrası	1210
Dermatoloji	E45	Protein-Enerji Malnutrisyonu Sonrası	1
Genel Cerrahi	E46	Protein-EnerjiMalnutrisyonu, Tanımlanmamış	1
Çocuk	E55.0	Raşitizm, Aktif	1
Çocuk	E64.0	Protein-Enerji Malnutrisyonu Sekelleri	7
Acil Çocuk	E63	Beslenme Eksiklikleri, Diğer	1
Göğüs Hastalıkları	E64	Malnutrisyon Ve Diğer Beslenme Eksikliklerinin Sekeli	1

Dâhiliye	E64	Malnutrisyon Ve Diğer Beslenme Eksikliklerinin Sekeli	1
Çocuk	E66.8	Obezite, Diğer	1
Endokrinoloji	E66	Obezite	821
Çocuk	E66	Obezite	9
Çocuk	E56	Vitamin Eksiklikleri, Diğer	1165
Çocuk Cerrahisi	E56	Vitamin Eksiklikleri, Diğer	1
Beyin Cerrahi	E64	Malnutrisyon Ve Diğer Beslenme Eksikliklerinin Sekeli	1
Nefroloji	E66	Obezite	1
Acil Çocuk	E45	Protein-Enerji Malnutrisyonu Sonrası	7
Göğüs Hastalıkları	E45	Protein-Enerji Malnutrisyonu Sonrası	1
Dâhiliye	E63.8	Beslenme Eksiklikleri Diğer, Tanımlanmış	1
Çocuk	E64	Malnutrisyon Ve Diğer Beslenme Eksikliklerinin Sekeli	275
Yoğun Bakım	E64	Malnutrisyon Ve Diğer Beslenme Eksikliklerinin Sekeli	1
Çocuk	E64.9	Beslenme Eksikliği Sekelleri, Tanımlanmamış	1
Dâhiliye	E66	Obezite	1
Dâhiliye	E66.9	Obezite, Tanımlanmamış	1
Çocuk Cerrahisi	E45	Protein-Enerji Malnutrisyonu Sonrası	4
Çocuk Cerrahisi	E46	Protein-EnerjiMalnutrisyonu-(PEM) Tanımlanmamış	1
Çocuk Cerrahisi	E61	Beslenme Elementlerinin Eksikliği, Diğer	1
Gastroentoloji	E61.1	Demir Eksikliği	121
Dâhiliye	E63	Beslenme Eksiklikleri, Diğer	1

Göğüs Cerrahisi	E64	Malnutrisyon Ve Diğer Beslenme Eksikliklerinin Sekeli	1
Endokrinoloji	E66.0	Obezite, Aşırı Kaloriye Bağlı	14
Acil	E56	Vitamin Eksiklikleri, Diğer	2

Kaynak: Sağlık Bakanlığı, 2012.

Tablo-7: Hamilelikte Malnutrisyona Dayalı Rahatsızlıkların ICD Kodları Ve Tanısı

Bölüm Adı	ICD Kodu	Tanı
Kadın Hastalıkları Ve Doğum	O26.0	Gebelikte Aşırı Kilo Alınması
Kadın Hastalıkları Ve Doğum	D50.8	Demir Eksikliği Anemileri, Diğer
Kadın Hastalıkları Ve Doğum	O26.1	Gebelikte Az Kilo Alınması
Kadın Hastalıkları Ve Doğum	D50.9	Demir Eksikliği Anemisi, Tanımlanmamış
Kadın Hastalıkları Ve Doğum	D50	Demir Eksikliği Anemisi

Kaynak: Sağlık Bakanlığı, 2012.

Tablo-8: Hamilelikte Malnutrisyona Dayalı Rahatsızlıkların Tanı Ve Sayısı.

Bölüm Adı	ICD Kodu	Tanı	Sayı
Kadın Hastalıkları Ve Doğum	O26.0	Gebelikte Aşırı Kilo Alınması	24
Kadın Hastalıkları Ve Doğum	D50.8	Demir Eksikliği Anemileri, Diğer	5
Kadın Hastalıkları Ve Doğum	O26.1	Gebelikte Az Kilo Alınması	1
Kadın Hastalıkları Ve Doğum	D50.9	Demir Eksikliği Anemisi, Tanımlanmamış	9
Kadın Hastalıkları Ve Doğum	D50	Demir Eksikliği Anemisi	5

Kaynak: Sağlık Bakkanlığı, 2012.

Bu duruma göre istatistiki olarak beslenmeye dayalı olarak bir takım rahatsızlıklar saptanmış bulunmakta ve tedavi süreçleri hastalığın ilerleme durumuna göre farklılıklar arz etmektedir. Tespiti yapılan ve sayıca fazla olan rahatsızlık türleri ise;

Malnutrisyon: Büyüme ve gelişme için gerekli olan bir ya da daha fazla besin öğesinin vücut dengesini bozacak şekilde yetersiz ve dengesiz alınması durumunda ortaya çıkan bir hastalıktır (Arlı ve ark, 2003).

Demir eksikliği; Demir eksikliği tanımı hemoglobin yapımı için yeterli miktarda demir bulunmaması durumunu ifade eder.

Demir eksikliği anemisi; Bu eksikliğin, 0 yaş için belirlenen Hb değerlerinin 95. persentilin altına inmesiyle birlikte olan daha ağır şeklidir. Bu durum mental ve fiziki gelişim ile davranış üzerindeki önemli etkisi nedeniyle tüm dünyada ve özellikle gelişmekte olan ülkelerde önemli bir halk sağlığı sorunu olarak kabul edilir (Arlı ve ark, 2003).

Anemi; Sağlıklı kişilerde eritrosit sayısının azalması ve ya hemoglobin (Hb) konsantrasyonunun 0 yaş grubu için belirlenen normal değerlerin altına düşmesi anemi olarak tanımlanır (Wardlaw, 2003).

Raşitizm; Ülkemizde en sık görülen vitamin yetersizliği olup, D vitamini alımı eksikliğine bağlı olarak gelişir. Nadiren D vitamini metabolizmasındaki ve emilimindeki çeşitli bozukluklara bağlı olarak da ortaya çıkabilir. Raşitizim başlıca kemik sistemi olmak üzere birçok sistemi ilgilendiren bir hastalıktır (Wardlaw, 2003).

Basit Guatr; İyot yetersizliğine bağlı basit guatr önemli bir halk sağlığı sorunudur. (Wardlaw, 2003).

Obezite; Tüm ırk veya etnik gruplarda ve her yaşta görülen toplumsal bir sağlık problemidir. Gelişmekte olan diğer ülkelerde olduğu gibi, Türkiye'de de obezite; Ülkemizde de birçok dünya ülkesinde olduğu gibi yetersiz ve dengesiz beslenme önemli bir sorun haline gelmeye başlamıştır (Aslan ve ark, 2003 - Ilgaz, 2001)

Tespit edilen bu durumlar karşısında elde edilen tablolara göre kontrol aylarında başvuru yapan hasta grubunun beslenme ve beslenme bozukluğuna bağlı hastalık çeşitleri; anemi, demir eksikliği, demir eksikliği anemisi, raşitizm, kilo kaybı, malnutrisyon (PEM), vitamin eksikliği, mineral eksikliği, aşırı kilo alma ve diğer rahatsızlıklar şeklinde sıralanabilir. Tablolardan da anlaşılacağı üzere belirlediğimiz tarihler aralığında kontrol grubuna dâhil olan o-6 yaş okulöncesi dönem çocukları için 3734 çocuk ile anne karnı dönem (hamileler) çocukları için 44 hamile kontrol grubu olmak üzere toplamda 3778 hasta üzerinden çalışma yapılmış ve tamamlanmıştır. Buna göre bu gruplar; Beslenme elementlerinin eksikliği, diğer kodunda 9, Vitamin eksikliği, tanımlanmamış kodunda 3, Diyette selenyum eksikliği kodunda 1, Malnutrisyon ve diğer beslenme eksikliklerinin sekeli kodu 281, Demir eksikliği kodu 170, Obezite, tanımlanmamış kodu 849, Protein-enerji malnutrisyonu, tanımlanmamış kodunda 1234, Raşitizm kodu 1 olarak belirlenmiştir. Çeşitli rahatsızlıklar sebebiyle sağlık kurumlarına başvuran hastalar belirlenen dönemler içinde yukarıda bahsi geçen beslenme ve beslenmeye dayalı teşhis kodları ile tanıları konularak tedaviye başlanılmıştır.

BÖLÜM VI.

SONUÇ VE ÖNERİLER

0-6 yaş arası sağlıklı çocukların beslenme şekilleri ve malnutrisyona bağlı belirleyici unsurların belirlenmesi amacıyla planlanan araştırma, başvuruya dayalı veri toplama tekniğine göre yapılarak; Şırnak ili'nde Sağlık Bakanlığı'na bağlı kurumlardan elde edilen istatistiki verilere dayanmaktadır. Çalışmamız Eylül 2011 - Mayıs 2012 tarihleri arasındaki veri girişleri ile gerçekleştirilmiştir. Bu kurumlardan elde edilen istatistiki verilerden faydalanılmıştır. Araştırmamız bu sonuçlar ile gerçekleştirilmiş olup elde edilen veriler literatür bilgilerinin ışığı altında ve bulguların bölümleri doğrultusunda tartışılmıştır. Buna göre araştırma bulgularının ışığında şu önerilerde bulunabiliriz:

Toplumun geleceği olan çocukların sağlıklı büyüyüp gelişmesinin önemi unutulmamalıdır. Bunun için çocukların bakımından sorumlu olan kişilerin (anne-bakıcı):

*Çocuk beslenmesi, bakımı, hastalıkları vb. konularda eğitilmeleri gerekir.

*Çocukların doğduktan itibaren düzenli olarak izlenmesinin önemi aileye anlatılmalı, çocuklarını düzenli kontrollere getirmeleri sağlanmalıdır.

*Kadınlara anne sütünün önemi, ek besinlere başlama zamanı ile ilgili bilgiler verilmelidir.

*Kadınların bilgilendirilmesi için eğitim seminerlerinin yanı sıra bağlı bulunan sağlık ocağı görevlilerinin ev ziyaretleri yapmaları sağlanmalıdır.

*Verilen her türlü eğitimin uygulamaya ve alışkanlığa dönüştürülmesi sağlanmalıdır.

*Okul öncesi öğretmenlerinin, okul öncesi dönemdeki çocukların beslenme davranışlarını anlamlandırmak için Milli Eğitim Bakanlığı, İl Milli Eğitim Müdürlüğü ve İlçe Milli Eğitim Müdürlüğü'nün işbirliği ile hizmet içi eğitim programları düzenlenmelidir. Bu hizmet içi eğitim programlarında "çocuk beslenmesi" ne ilişkin konuların uygulama yapılarak anlatılması gerekir.

*Öğrenim ve gelir düzeyi değişkeninde algılama farklılıkları ortaya çıkmıştır. Bu algılama farklılıklarının nedenleri araştırılmalı ve bu farklılığı ortadan kaldırmak amacıyla MEB tarafından çözümler ortaya konulmalıdır. Okullarda doğru beslenme eğitiminden geçirilmiş öğretmenler ya da beslenme uzmanlarının atanması yönünde gerekli tedbirler alınmalı, okul öncesi beslenme uzmanı yetiştirme programları düzenlenmelidir.

*Öğretmenlerin beslenme konusunda gerekli yardımı ve rehberliği yapabilmeleri için iş yükleri azaltılmalıdır. İş yüklerini azaltmak için her öğretmene bir tane uzman yardımcı öğretmen görevlendirilebilir. Böylece rehberlik yapmak için daha fazla zamanları kalır ve gerek ailelerle gerekse öğrencilerle bu konuda daha fazla zaman geçirebilirler.

*Öğretmenlerin ailelerle daha etkili iletişimde olabilmeleri için iletişim kurma becerileri geliştirilebilir. Böylece evde uygulanan beslenme tarzı ile okulda uygulanan beslenme tarzı karşılaştırılıp, çocuk yemek yemiyorsa yâda aşırı yemek yiyorsa, çocuğun beslenme tarzında bir bozukluk varsa bu gibi sorunlara çözümler üretilebilir.

*Beslenme ile ilgili okul öncesi dönemde farklı bir takım yemek sunumları ve etkinliklerin arttırılması gerekmektedir. Böyle olanaklar arttırılırsa beslenme konusundaki sıkıntılar giderilebilir.

*Ailelerin beslenme ile ilgili çocuklarına örnek olması için neler yapabileceği ile ilgili, öğretmenler tarafından bilgilendirme çalışmaları yapılmalıdır.

*Besin içerikleri, besinlerin sunumları, ek besinlerin çocuklara nasıl ve ne kadar verileceği, çocukların içecek seçimlerini nasıl doğru şekilde sağlayabilecekleri hakkında temin edilen bilgilendirici kaynaklar, öğretmen tarafından ailelere tavsiye edilmelidir.

*Öğretmenler beslenme sorunu olan çocukları yakından incelemeli, sorunun kaynağını veli- öğretmen işbirliği ile çözüme kavuşturmaya çalışmalıdır.

*Besin piramidi, doğru beslenme tarzı ile ilgili bilgiler ailelere ve öğretmenlere uzman kişiler tarafından anlatılmalıdır.

KAYNAKÇA

Adams, J., Hennessy-Priest, K., Ingimarsdóttir, S., Sheeshka, J., Østbye, T., White,M. (2009) Food advertising during children's television in Canada and theUK, Archives of Disease in Childhood, 94;658-662.

Alam, N.H., Hamadani, J.D., Dewan, N., Fuchs, G.J. (2003) Efficacy and

safety of a modified oral rehydration solution (ReSoMaL) in the treatment of severely malnourished children with watery diarrhea. Journal of Pediatrics ,143,614-619.

Altınkaynak, S. (2002) Malnutrisyonda bazı epidemiyolojik özellikler, Sendrom Dergisi, 14:10.

Anon, (2002) Toplumun Beslenmesinin Bilinçleştirilmesi. Ankara: Sağlık Bakanlığı Temel Sağlık Hizmetleri Genel Müdürlüğü Sağlık Projesi Genel Koordinatörlüğü ve H.Ü. Beslenme ve Diyetetik Bölümü İş Birliği ile Ankara, Türkiye.

Arlı, M., Şanlıer, S., Küçükkömürler, S., Yaman, M., (2006) Anne Çocuk Beslenmesi, Ankara, Pegama Yay.

Aslan D., Gürtan E., Hacım A., Karaca N., Şenol E., Yıldırım E. (2003) Ankara'da Eryaman Sağlık Ocağı Bölgesi'nde bir lisenin ikinci sınıfında okuyan kız öğrencilerin beslenme durumlarının ve bazı antropometrik ölçümlerinin değerlendirmeleri. C.Ü. Tıp Fakültesi Dergisi 25 (2): 55 62.

Aslan, D., Özcebe,H., Bilir, N.,Vaizoğlu,S., Subaşı, N., (2004). Van ili kent merkezinde beş yaş altı çocuklarda beslenme ve malnutrisyon durumu, Çocuk Dergisi,4(1):16-23.

Balint, J.P., (1998) Physical findings in nutritional deficiences. Pediatric Clinics of North America, 45,245-260

Barker, D.J., Fall, C.H. (1993) Fetal and infant origins of cardiovascular disease.
Archive of Disease in Childhood, 68,797-799.

Baysal, A .(1993). Beslenme. Ankara: Hatiboğlu Yayınevi.

Baysal, A. ve Arslan, P. (1997). Çocuk Yemekleri. Özgür Yayınları 192s. Ankara..

Baysal, A .(2000). Beslenme. Ankara: Hatiboğlu Yayınevi.

Berdanier, C.D. (Ed.), (2008). Handbook of Nutrition and Food, London: Taylor and Francis Group.

Bilgel, N., (1997). Halk Sağlığı Bakışıyla Anne ve Çocuk Sağlığı. 1. Basım, Nobel Tıp Kitabevi, İstanbul.

Biolo, G. ve ark. (1997). Metabolic response to injury and sepsis: changes in protein metabolism. Nutrition, 13,52-57.

Birch, L.L., Fisher, J.O., Davison, K.K., (2003). Learning to overeat:maternal use of restrictive feeding practices promotes girls' eating in the absence of hunger. American Journal of Clinical Nutrition, 78, s.215-20.

Boutton, T.W., Klein, P.D., (1987). Body composition of Peruvian children with short stature and highweight-for-height: implications for the interpretationof weight-for-height as an indicator of nutritional status.American Journal of Clinical Nutrition, 4,411-418.

Bowne, M., (2009) A Comparative Study of Parental Behaviors and Children's Eating Habits, ICAN: Infant, Child, & Adolescent Nutrition, 1, 11-14.

Bozdemir, N., Gündoğan, F.D.,(2003). Ailenin Sağlık Üzerine Etkileri, "Arşiv Kaynak Tarama Dergisi, 13:3.

Brabin, B.J., Coulter, J.B.S., Cook, G.C., Zumla, A.I. (2003) Nutrition-associated disease. Manson's tropical diseases, London, Saunders, 561-580.

Campanozzi, A., ve ark. (2009) Hospital-acquired malnutrition in children with mild clinical conditions. Nutrition, 25(5),540-547

Çelikoyar Z., (1988). Sosyo-Ekonomik Düzeyi Düşük Bir Grup Kentsel Çocuğun Beslenme ve Gelişim Durumları.İ.Ü. Çocuk Sağlığı Enstitüsü, Yüksek Lisans Tezi, İstanbul.

Çıtak, A., (1999). Ben Hasta Değilim. Ed= Ekşi, A., Beslenme Sorunları. , Nobel Tıp Kitabevi, İstanbul.

Coşkun, T., Özalp, İ., (1986). Protein Enerji Malnutrisyonu ve Hastaların İzlemi. Katkı,7:137-143.

De Waa, I., A., Whiteside, A., (2003). New variant famine: AIDS and food crisis in Southern Africa. Lancet,362, 1234-7.

Devecioğlu, Ö., Cantez, T., (2000). Pediatride Rutinler. 1. Cilt, S.19-21, Nobel
Tıp Kitabevi, İstanbul.

Dickson, R., Awasthi, S., Williamson, P., Demellweek, C., Garner, P. (2000)
Effects of treatment for helminth infection on growth and cognitive performance in children: systematic review of randomized trials. British Medical Journal, 320:1697- 701.

Dirican R,Bilgel N., (1993). Halk Sağlığı.2. Baskı, Bursa: Uludağ Üniversitesi Yayınevi, 247-249.

Duncan, T. (2001) Commission on Macroeconomics and Health. Health,
nutrition and economic prosperity: a microeconomic perspective. CMH working paper no WG1:7. Geneva: WHO.

Fomon, S. I., Nelson, S.E. (1993). Size and Growth in Nutrition of Normal Infants, (Ed. Fomon, S.I.), Mosby Comp. St Louis, Baltimore, 36-63. 69

Garipağaoğlu, M., Saydam, R., Gökçay, G.,(2003). Beslenme Sorunu Olan Çocuklara Ekip Yaklaşımının Sonuçları. 47. Milli Pediatri Kongresi 3. Milli Çocuk Hemşireliği Kongresi 2. Pediatri Asistanları Kongresi Bilimsel Program ve Özet Kitabı, İstanbul.

Gomez, F., Ramos, G.R., Frenk, S., Cravioto M.J., Chavez, R., Vazquez, J. (1956) Mortality in second and third degree malnutrition. Bulletin of World Health Organization, 78,1275-80.

Gökmen, H., Besler, T.,(1999). Büyüme faktörleri ve diyet etkileşimi, Sendromu Dergisi, 11:11.

Gökçay, G., Garipağaoğlu, M.(2002). Çocukluk ve Ergenlik Döneminde Beslenme. 7.Basım, Saga Yayınları, İstanbul.

Gracey, M.,(1999). Nutritional effects and management of diarrhoea in infancy.
Acta Paediatrica Supplement, 88,110-126.

Harrison, K., & Marske, A. L. (2005). Nutritional content of foods advertised during the TV programs children watch most. American Journal
of Public Health, 95(9), 1568-1574.

Henry J. Kaiser Family Foundation, (2004) The Role of Media in Childhood.

Heyland, D.K., MacDonald, S., Keefe, L., Drover, JW. (1998) Total parenteral nutrition in the critically ill patient: a meta-analysis. Journal of American Medical Association, 280, 2013-2019.

Ilgaz, Ş., (2001). Obezite ve Tedavisi. Sağlık Bakanlığı Ana Çocuk Sağlığı ve Aile Planlaması Genel Müdürlüğü Yayınları.

İnal, S.,Bozkurt.G.,Erdim, L., (2004). Çocukların Beslenme Şeklinin Sağlık Durumuna Etkisi, Hemşirelik Forumu, 7:1.

Institute of Medicine, (2005). Dietary Reference Intakes for Water, Potassium, Sodium, Chloride, and Sulfate, Washington, DC: National Academy Press.

Joosten, K.F.M.; Jessie, M.H., (2008). Prevelance of malnutrition in pediatric hospital patients. Current Opinion in Pediatrics, 20:590-596

Kayserili, H.,(2005). Obezite ve İlişkili Sendromlar. 27. Pediatri Günleri ve 6.
Pediatri Hemşireliği Günleri, İstanbul.

Keskin, S., (2000). Çocuk davranışları gelişim evreleri, Sendrom , 12:5.

Klesges, R.C. ve ark., (1983) Parental influences on children's eating behavior and relative weight. Journal of Applied Behavior Analisys 16.S.371-8.

Khor, G.L., (2003). Update on the prevalence of malnutrition among children in Asia.Nepal Med Coll J.5(2):113-22

Köksal, G., Gökmen, H., (2000). Çocuk Hastalıklarında Beslenme Tedavisi, Ankara, Hatipoğlu Yayınları

McConahy, K.L., Smiciklas-Wright, H., Mitchell, D.C., Picciano, M.F. (2004) Portion size of common foods predicts energy intake among preschool-aged children. Journal of American Dietetic Association.

104/6, s.975-979.

Millward, D.J., Jackson, A.A.,(2004). Protein/Energy ratios of current diets in developed and developing countries compared with a safe protein/energy ratio: implication for recommended protein and aminoacid intakes. Public Health Nutrition 7(3),387-405

Müler, O., Krawinkel, M., (2005). Malnutrition and health in developing countries. Canadian Medical Association Journal, 173 (3), 279-286.

Navia, B. Ve ark.,(2003). Influence of maternal education on food consumption and energy and nutrient intake in a group of pre-school children from Madrid, American Diet Assoctiation.

Nemer, L., Gelband, H., Jha, P.,(2001). Commission on Macroeconomics and

Health The evidence base for interventions to reduce malnutrition in children under five and school-age children in low- and middle-income countries. CMH working paper no WG5:11. Geneva: WHO

Newman, J. ve Taylor, A., (1992). Effect of a means-end contingency on young children's food preferences. Journal of Experimental Child Psychology, 53,200-216.

Neyzi, O. (2002). Pediatri.3.baskı.731 s. Nobel Tıp Kitabevi. İstanbul.

Öktenli, Ç. ve ark., (2006). Beslenme ve Malnutrisyon. Gülhane Askeri Tıp Akademisi Basımevi s:70, Ankara.

Özçelik, A.Ö., Sürücüoğlu, M.,(1994). Ülkemizde 0-5 yaş grubu çocuklarda malnutrisyon, Sendrom , 6:3.

Özcebe, H., Tezcan, S., Güner, P.,(2005). Çocuklarda obezite sorunu ve önlemler,Sendrom, 5:1.

Pehlivanoğlu ,E. (2002). Pediatride beslenme, Klinik Çocuk Formu, 2:1.

Pek, H., Garipağaoğlu, M.,(2004). Sağlıklı Çocuğun Beslenmesi. 26. Pediatri Günleri, İstanbul.

Pollack, M.M., Ruttimann, U.E., Wiley, J.S., (1985). Nutritional depletions in critically ill children: associations with physiologic instability and increased quantity of care. Journal of Parenteral and Enteral Nutrition, 9, 309-313

Rolls, B.J., Engell, D., Birch, L.L., (2000). Serving portion size influences 5- year-old but not 3-year-old children's food intakes. Journal of the American Dietetic Association. 100, s.232-234.

Sağlık Bakanlığı, Hacettepe Üniversitesi Nüfus Etütleri Enstitüsü ve Macro International Inc. (1994). Türkiye Nüfus ve Sağlık Araştırması 1993. Ankara, Türkiye.

Salama, P., Spiegel, P., Talley, L., Waldman, R., (2004). Lessons learned from complex emergencies over past decade. Lancet ,364,1801-13.

Sachs, J.D., McArthur, J.W., (2005). The Millennium Project: a plan for meeting the Millennium Development Goals Lancet , 365:347-53.

Selimoğlu, M.A., Aydoğdu, S., Yağcı, R.V., (2000). Sağlıklı çocuk beslenmesi,

Sendrom, 12:8.

Sencer, E., (1991). Beslenme ve Diyet. 2 . Baskı, S. 233-236, Güven Matbaası, İstanbul.

Stoltzfus, R.J., Chway, H.M., Montresor, A., Tielsch, J.M., Jape, J.K., Albonico, M., ve ark. (2004) Low dose daily iron supplementation improves iron status and appetite but not anemia, whereas quarterly antihelminthic treatment improves growth, appetite and anemia in Zanzibari preschool children. Journal of Nutrition 134, 348-56.

Trowbridge, F.L., Marks, J.S., Lopez de Romana, G.,Madrid, S., Rossi, M.A.,

Zucoloto, S. (1982) Ultrastructural changes in nutritional cardiomyopathy of protein– calorie malnourished rats. British Journal Experimental Pathology, 63, 242-253.

Tunçbilek, E., Toros, A., Cerit, S., Ulusoy, M. ve ark. (1989) The Child and the Adolescent in society. Regional Office For Europe, World.Health Organization, Copenhagen Hacettepe University Institute of Population Studies.

Tunçbilek E. Çocuk Sağlığı Temel Bilgiler. Ankara: SSYB Matbaası, 1998 Türkiye Nüfus ve Sağlık Araştırması 2003.Hacettepe Üniversitesi Nüfus Etütleri Enstitüsü, Sağlık Bakanlığı Ana Çocuk Sağlığı ve Aile Planlaması Genel Müdürlüğü, Devlet Planlama Teşkilatı ve Avrupa Birliği, Ankara, 2004.

UNICEF / UNHCR / WFP / WHO., (2002). Food and Nutrition Needs in Emergencies. WFP, Rome.

Ünüsan, N. (2001) "Okul öncesi Çocukların Yeme Problemlerinin incelenmesi" Çocuk Forumu Cilt 4 / Sayı 1.

Ünüsan, N. (2002) 'Beslenme Eğitimi, Eğitimde Yeni Bakışlar I,s.395,Ankara, Mikro Yayınları.

Ünüsan, N. (2004). Preschool Teachers' Attitudes towards Nutritional Information on Food Labels in Turkey and Recommendations for an Educational Programme. Early Child Development and Care, Volume: 174 (7-8), 629-638.

Ünüsan, N. (2005). Avrupa Birliğine Üye Ülkelerde Beslenme Eğitimi ve

Türkiye İçin Öneriler. Milli Eğitim Dergisi, 167.

Ünüsan, N. (2006). University students' food preference and practice now and during childhood. Food Qualıty And Preference, 17:5;362-368

Ünüsan, N. ve Şanlıer, N. (2007). A Turkish Perspective on Nutrition Education and Preschool Children. Early Child Development and Care,

177:8;853–862.

Ünüsan, N., (2007). Change in proximate, amino acid and fatty acid contents in muscle tissue of rainbow trout (Oncorhynchus mykiss) after cooking.
Internatıonal Journal of Food Scıence And Technology Volume: 42 Issue: 9 Pages: 1087-1093 DOI: 10.1111/j.1365-2621.2006.01354.x

Ünüsan, N. (2008). Determination of clenbuterol in UHT milk in Turkey. Internatıonal Journal Of Food Scıence And Technology, 43;4:617-619

Ünüsan, N. (2009). Occurrence of chloramphenicol, streptomycin and tetracycline residues in ultra-heat-treatment milk marketed in Turkey Internatıonal Journal Of Food Scıences And Nutrıtıon, 60;5:359-364

Van der Hoek, W., Feenstra, S.G., Konradsen, F. (2002). Availability of irrigation water for domestic use in Pakistan: its impact on prevalence of diarrhoea and nutritional status of children. Journal of Health, Population and Nutrition, 20,77-84

Wagstaff A, Bustreo F, Bryce J., (2004). Child health: reaching the poor. Am J Public Health.94(5):726-36

Wardlaw, G, (2003). Contemporary Nutrition Issues and Insights. Published. by Grow. Newyork, USA.

Wardle, J., Herrera, M-L, Cooke, L., ve Gibson, E L., (2003). Modifying children's food preferences: the effects of exposure and reward on acceptance of an unfamiliar vegetable, European Journal of Clinical Nutrition. 57, 341–348.

Waterlow, J.C.,(1972) Classification and definition of protein-calorie malnutrition.
British Medical Journal , (3):566-569.

Waterlow, J.C. (1973) Note on the assessment and classification of protein- energy malnutrition in children. Lancet , 2:87-89.

WHO, Departmant od Nutirition for Health and Development.,(2000). A global agenda for combating malnutrition. Geneva:WHO.

Yalçın, S.,(2003). Büyümenin izlenmesi, Katkı Pediatri Dergisi, 25:1, s. 43 61.

Yiğit, H., (2002). Ertekin, V., Altınkaynak, S.: Çocukluk çağında obezite, Sendrom, 14:1.

Young, H., Borrel, A., Holland, D., Salama, P. (2004) Public nutrition in complex emergencies. Lancet, 364,1899-909.

FSC
www.fsc.org
MIX
Papier | Fördert gute Waldnutzung
FSC® C083411

Kolibri 360 GmbH
Ferdinand-Jühlke-Straße 7
99095 Erfurt, Deutschland
produktsicherheit@kolibri360.de

Druck:
CPI Druckdienstleistungen GmbH
im Auftrag der
Kolibri 360 GmbH
Ferdinand-Jühlke-Str. 7
99095 Erfurt